AF600943

CATÉCHISME
SUR L'ART
DES ACCOUCHEMENS
POUR
LES SAGES-FEMMES
DE LA CAMPAGNE,

FAIT PAR L'ORDRE ET AUX DÉPENS DU GOUVERNEMENT.

Par M. AUGIER DU FOT,

Docteur en Médecine, Pensionnaire du Roi & de la ville de Soissons, Professeur de l'Art des Accouchements, Médecin de la Généralité pour les maladies épidémiques, & du dépôt des remedes gratuits, Membre de la Société Royale d'Agriculture de la Province.

On ne sauroit rendre la langue de chaque science trop simple, & pour ainsi dire, trop populaire, Dict. Encyclop. au mot ÉLÉMENTS, T. V, p. 494.

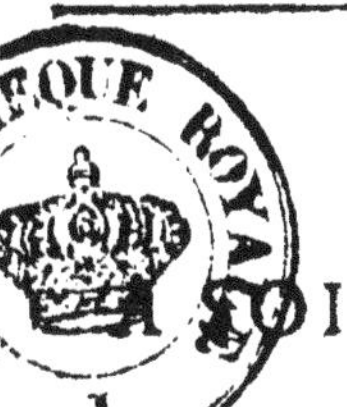

A SOISSONS, chez les Libraires,
Et à PARIS,
Chez { DIDOT le jeune, quai des Augustins,
Et RUAULT, rue de la Harpe.

M. DCC. LXXV.

A MONSEIGNEUR
LE PELETIER DE MORTEFONTAINE,
Intendant de Justice, Police & Finance de la Généralité de Soissons.

MONSEIGNEUR,

L'HOMMAGE d'un Ouvrage fait pour l'établissement que vous avez formé, vous est dû. Ce Catéchisme sur l'Art des Accouchements est le précis des Leçons publiques que je fais aux Sages-Femmes de votre Généralité. Un tel secours peut être placé à côté de ceux que vous faites distribuer, du dépôt des remedes gratuits, aux pauvres habitants de la campagne. L'homme enfant, ainsi que l'adulte, vous est également cher... *Ce que la fortune a fait de plus grand pour vous, c'est de vous avoir donné le pouvoir de sau-*

ver un très grand nombre de citoyens ; & ce que la nature a fait de meilleur, c'est de vous en avoir donné la volonté (*) .. Puisse mon travail & mon zele vous être agréables.

Je suis, avec un profond respect,

MONSEIGNEUR,

Votre très humble & très obéissant serviteur,
AUGIER DU FOT.

---

(1) Nihil habet nec fortuna tua majus, quàm ut possis, nec natura tua melius, quàm ut velis conservare plurimos...
CIC. *Pro Ligario.*

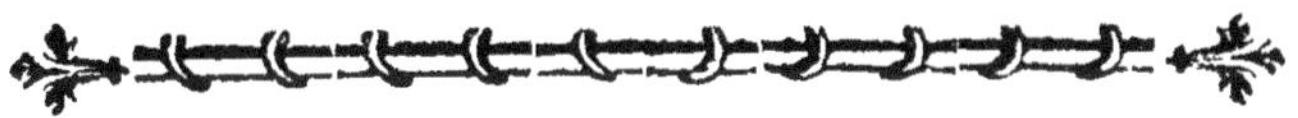

PRÉFACE.

POUR titre de cet Ouvrage on s'est servi du mot *Catéchisme* Κατήχησις, qui signifie instruction de vive voix. Ce mot paroît consacré aux choses saintes ; mais comme nous avons déja le *Catéchisme d'Agriculture* & d'autres Ouvrages sous cette même dénomination, l'on a cru pouvoir en user ainsi. Ce sont des instructions de vive voix données aux Sages-Femmes de la campagne, pendant les Cours publics & gratuits, sur l'Art des Accouchements qu'on fait chaque année dans la Généralité de Soissons.

Un établissement si utile à la population & à la prospérité du Royaume est dû à la bienfaisance de M. LE PELETIER, Intendant de cette Province. Ce Magistrat, citoyen, croit n'avoir d'autre droit au bonheur, qu'en faisant la félicité de ceux qui sont confiés à ses soins. Il a vu que le plus nécessaire des êtres à l'homme, c'étoit l'homme lui-même ; qu'il falloit s'occuper de son existence & de sa conservation.

Consacré depuis long-temps à l'instruction des Sages-Femmes, nous avons rédigé nos Leçons d'après les répétitions qu'elles en font elles-mêmes après chaque séance & à la fin de chaque Cours. C'est autant aux yeux qu'à l'esprit qu'on y parle, pour rendre ſenſible le Manuel des Accouchements. Le but de cet Ouvrage eſt d'en mettre les principes à la portée des perſonnes qui paroiſſent le moins ſuſceptibles d'inſtructions.

La théorie n'eſt ici que la pratique réduite en regles. Nous nous ſervons à ce deſſein de *fantômes*. Ce ſont de vrais ſquelettes de femmes & d'enfants avec des reſſorts. Ils repréſentent au naturel le baſſin, la matrice, le vagin & les parties qui ſervent ou qui jouent un rôle dans l'accouchement. Nous trouvons tous ces avantages réunis dans ceux de Madame Riel & de Mademoiſelle l'Enfant, dont l'intelligence & la dextérité ont perfectionné ces marottes ſur leſquelles les éleves pratiquent avec facilité les divers accouchements qui ont été l'objet de l'inſtruction du jour. Les perſonnes utiles méritent l'eſtime & la reconnoiſſance du public quand leurs talents tournent ainſi au profit de la ſociété.

On a traité dans ce Catéchiſme de pluſieurs eſpeces d'accouchements très rares, quoique le titre même de l'ouvrage auroit pu nous engager à ne parler que de ceux qui ſe préſentent le plus communément : mais comme ils peuvent avoir lieu, il faut les faire connoître.... Pour ſauver l'homme dans ſa naiſſance, il faut prévenir les accidents, & éviter les erreurs que commet journellement dans nos campagnes l'ignorance de l'Art des Accouchements. La prévoyance eſt ici une vertu de néceſſité.

Comme il eſt de premiere Juſtice de rendre à un chacun ce qui lui eſt dû, nous annonçons ici avec plaiſir & reconnoiſſance que nous avons profité de ce qui nous a paru convenir & être à la portée de nos Sages-Femmes, de l'ineſtimable ouvrage de feu M. Solayrès, par M. Baudelocque, dont celui-ci eſt le précis ; ainſi que des livres claſſiques, des manuſcrits, & même des converſations de ces Reſtaurateurs de l'Art des Accouchements, MM. Antoine Petit ; Levret ; Burton, par le Moine ; Raulin ; Levacher de la Feutrie ; Alphonze le Roi ; Barbaut ; le Bas.... *Audita & lecta ſit fas referre* ... Nous avons rédigé tout ce que nous avons trouvé d'utile & d'abſolument néceſſaire à ſavoir des ouvrages des Maîtres dans l'Art d'Accoucher, Mauriceau, Portail, Amand, Dionis, de la Motte, Meſnard, Roederer, Deventer, Smellie, Verdier, Puzos, Peu, de Leurye, Boerhaave, Aſtruc ; & des Mémoires de l'Académie Royale des Sciences, & de ceux de l'Académie de Chirurgie de Paris, ces précieux dépôts de tant de connoiſſances utiles au genre humain. Nous n'avons donné que les principes ſur leſquels le plus grand nombre de ces Auteurs étoient de même avis, & que nous avons jugé abſolument néceſſaire pour pratiquer avec fruit un Art ſi important.... Nous n'avons pas imaginé ces préceptes, c'eſt l'expérience qui leur ſert de baſe, & l'expérience des plus grands Maîtres, &c. Ce n'eſt point pour la gloire que nous avons travaillé, mais uniquement pour l'utilité publique : ce n'eſt point pour faire du bruit, mais du bien.

En rapportant ainſi tous nos travaux & toutes nos penſées à l'utilité de nos Eleves Sages-Femmes, nous avons fixé nos regards ſur le degré d'intelligence dont elles ſont ſuſceptibles, & ſur ce que l'on doit leur apprendre pour pratiquer utilement l'Art des Accouchements : nous avons écarté toute diſcuſſion purement critique, & par là même infructueuſe.

Cet Ouvrage élémentaire compoſé en leur faveur, imprimé par l'ordre & aux dépens de Sa Majeſté, leur ſera diſtribué gratuitement dans les Provinces.... Nos campagnes doivent ce bienfait à ce Miniſtre, ami des hommes, qui préſide à la Finance (*). Conduit dans ſon adminiſtration par cette force de caractere qui ne ſe prend ni ne s'inſpire, mais que la nature donne, & que le génie éclaire, c'eſt pour lui que la vertu eſt active. Il fait le bien qu'il voit & celui qu'on lui montre.

(*) M. Turgot, Miniſtre d'Etat, & Contrôleur Général des Finances.

Si j'ai eu la ſatisfaction de travailler pour l'utilité de mes ſemblables, pouvois-je obtenir une récompenſe plus flatteuſe que l'eſtime & la protection de ces bienfaiteurs de la patrie, & l'approbation de ces deux illuſtres Compagnies, qui n'ont d'autre but, & de plus douce jouiſſance dans leurs travaux, que de concourir au bonheur des hommes (*).

Tout tend ici à la conſervation de l'humanité, & je me plains à la nature de ce que les expreſſions manquent à mon reſpect, à mon amour, & à ma reconnoiſſance envers ces amis de l'homme naiſſant. Puiſſe cet Ouvrage & mon zele répondre au choix qu'on a fait de nous pour profeſſer un Art dont l'objet eſt l'homme lui-même au premier inſtant de ſa vie, & la conſervation des meres, ces réparatrices du genre humain.

(*) L'Académie Royale des Sciences, & la Faculté de Médecine de Paris.

DISCOURS PRÉLIMINAIRE.

Si la naiſſance d'un enfant doit être un jour de fête pour toute une famille, & même pour tout l'Etat, il n'eſt malheureuſement que trop ſouvent un jour de deuil dans nos campagnes.... Que d'enfants y périſſent en venant au monde, ou même avant que de naître, par l'impéritie des Sages Femmes ! Que d'accidents arrivent journellement aux femmes en couche & à leurs enfants nouveaux nés !... Que de maladies graves, & ſouvent mortelles, pour tant d'individus, l'eſpérance de la génération préſente & future, & qui ſont les fruits amers de la coupable ignorance d'un art ſi ſimple en lui-même !... Les abus ſont d'autant plus funeſtes, que la ſcience eſt plus importante : la population eſt arrêtée dans ſa ſource, les races s'abâtardiſſent, les campagnes ſe dépeuplent. Ce n'eſt pas la multiplication de l'eſpece humaine qui manque dans nos climats, c'eſt ſa conſervation.

MM. les Curés, ces Miniſtres de charité ſi néceſſaires à la proſpérité de ce royaume, & les Seigneurs de paroiſſes, gémiſſent journellement ſur les erreurs & les fautes que commettent les Sages-Femmes dans la pratique d'un art le plus intéreſſant pour l'humanité, & que trop ſouvent elles exercent ſans en avoir les premieres notions... Il faut donc ſauver l'homme dans ſa naiſſance, & ne point l'abandonner au premier inſtant de ſa vie.

M. le Peletier de Mortefontaine, Intendant de Soiſſons, a vu le moyen le plus efficace de parvenir à ce but. Ce ſage Adminiſtrateur, dont l'attention porte de préférence ſur les objets qui tendent à la conſervation des hommes, affligé des malheurs qui arrivent preſque journellement dans les campagnes, par l'impéritie des Sages-femmes, n'a trouvé d'autre moyen d'en arrêter le cours, que l'inſtruction publique & gratuite ſur un art qui, devant faire jouir l'homme de la vie, ne lui donnoit trop ſouvent que la mort. Tel eſt le principe de l'établiſſement des Cours publics & gratuits des Sages-Femmes de la Généralité de Soiſſons.

Rien en effet de plus ſage & de plus néceſſaire... La plupart des Sages-Femmes de la campagne, conduites par une routine meurtriere & dénuée de tout principe, entraînées par des préjugés auſſi funeſtes que nombreux, tâtonnent & marchent à l'aveugle... Leurs fautes ſont ordinairement graves & mortelles. Elles commencent preſque toutes à pratiquer l'Art des Accouchements ſans rien ſavoir, ſans avoir rien appris.

Si nous jettons un coup d'œil ſur leur pratique, quelle barbarie n'y verrons-nous pas ? Elles ont la cruauté de couper le bras ou la jambe de l'enfant qui se présente au passage, tandis que le reste du corps demeure enclavé... Dans presque tous les accouchements laborieux, ou qu'elles rendent tels par leurs mauvaises manœuvres, elles se servent d'un crochet qui, communément, est celui d'une romaine, ou de tout autre ferrement semblable. Ces instruments homicides, sont aussi funestes au genre humain que le fléau destructeur de la guerre ; & de malheureuses victimes destinées à la défense & au soutien de l'Etat, lui sont enlevées en naissant. Combien de fois n'avons-nous pas été appellés, mais trop tard, pour les ravir aux coups meurtriers d'une si coupable ignorance !...

Sauvons à la sensibilité des ames honnêtes le détail affreux des cruautés que commettent si souvent tant de Sages-Femmes de la campagne... De tels spectacles déchirent le cœur ; l'imagination en repousse l'idée avec douleur.

C'est par une erreur bien préjudiciable à l'espece humaine, qu'on croit & que l'on dit communément que les femmes de la campagne accouchent plus heureusement que les femmes de la ville.... Mais que de descentes de matrice, de dépôts laiteux, de déchirements de quelques parties du vagin ; combien de maladies internes font le fruit pernicieux de l'impéritie de ces prétendues Matrones!

Le nombre des femmes qui meurent en couches, surpasse presque celui des autres victimes qui périssent de maladies aiguës ou de langueur. Calcul affligeant pour des ames sensibles, & outrageant à la nature, qui ne voit détruire si souvent son propre ouvrage, que par l'ignorance de ceux qu'elle avoit formés pour concourir avec elle à la conservation de l'humanité. Ils ne voient ou ils refusent de voir les remedes simples qu'elle a souvent mis à côté du mal, & sacrifient ainsi tant d'individus qui, dans la guerre, eussent défendu la patrie, & l'eussent nourrie pendant la paix.

Ce n'est pas seulement la misere qui produit la maigreur & l'atrophie; ce n'est pas seulement le manque du nécessaire qui répand sur les pauvres habitants des campagnes un déluge de maladies; la coupable ignorance de l'Art des Accouchements bien plus que la pauvreté, peuple aussi nos contrées d'hommes inutiles à la société.

Voyez au sortir des messes paroissiales les enfants qui doivent remplacer ceux dont ils tiennent le jour; quelles espérances pour l'autre génération!... Que d'enfants difformes! que d'atrophies! que d'enfants défigurés par celles qui leur ont aidé à naître! La santé du plus grand nombre n'eſt qu'une convaleſcence que termine ſouvent une mort prématurée. Ils ſont, pour la plupart, languiſſants ; s'ils ſurvivent, c'eſt pour tranſmettre à ceux qui naîtront d'eux, les vices & les imperfections de leur conformation.

Les fauſſes idées ſur le traitement de la femme accouchée, de l'enfant venant au monde, & en nourrice, ſont auſſi funeſtes qu'elles ſont généralement répandues : il falloit prendre le mal à la racine : les préjugés ſont opiniâtres, les mauvaiſes habitudes impérieuſes : il eſt difficile de corriger ; il faut inſtruire.... En détruiſant les erreurs que les Sages-Femmes nomment *leur pratique*, on les réconciliera avec la ſageſſe, & l'on ſervira l'humanité. L'inſtruction conſervera l'homme naiſſant, & lui rendra ſa premiere énergie.

L'inſtruction eſt le premier des actes de la charité : le Médecin ainſi que le Miniſtre des Autels en eſt chargé : il eſt dévoué au ſalut & au bonheur des peuples... Ce ſera tirer de la Médecine la plus grande utilité, quand on l'emploiera bien plus à la conſervation de l'eſpece humaine qu'à ſon rétabliſſement. Ses ſuccès ſont plus aſſurés pour prévenir les maux qui affligent l'humanité, que pour nous en guérir.

Quand la ſcience préſidera à la délivrance des femmes en couches, de combien de citoyens l'Etat ne se trouvera-t-il point enrichi ! ... Tant que la nature ne se dément pas dans ses opérations, ou qu'elle n'est point contrariée par l'ignorance, les accouchements sont heureux. Vient-elle à s'écarter ? la Sage-Femme peu instruite, loin de l'aider ou de l'attendre, lui donne des chaînes. Aussi la pratique des Accouchements est-elle communément dans les campagnes un art dangereux ; son histoire seroit bien plus la liste des fautes graves & des regrets tardifs, que celle de l'utilité & des succès.

Les peres eux-mêmes contribuent par leur négligence à la multiplicité de ces malheurs ; attachés à leurs intérêts particuliers avec autant ou plus de sagacité que les habitants des villes, ils sont très attentifs à tout ce qui y a le moindre trait : ils ne négligent rien dès qu'ils s'agit de leurs bestiaux ; mais pour des intérêts bien plus réels, ils sont, la plupart, d'une immobilité stupide : l'heureuse délivrance de leur femme enceinte, & la conservation de leurs enfants nouveaux nés, n'obtiennent d'eux que des soins en second.

L'établissement d'un Professeur d'une science si importante au bien public, en éclairant les Sages-Femmes, donnera de l'ame & du zele aux peres, & tarira la double source du peu de soins que reçoivent dans nos campagnes les enfants à leur naissance. Ces avantages les rendent bien dignes de la sagesse & du patriotisme du Magistrat qui le premier en a vu la nécessité.... Trop heureux si le choix qu'on a fait de nous pour enseigner un art si utile répond à la confiance dont on nous a honorés.

Puisse cet établissement, le premier en ce genre comme en utilité, être imité dans toute la France.... Il en est tant d'utiles pour l'homme adulte, & si peu pour l'homme enfant! Quand on ne sauveroit chaque année dans chaque Généralité que cent enfants nouveaux nés, les frais d'instructions des Sages-Femmes seroient payés à gros intérêts.

La voix lente mais puissante des malheurs qu'éprouvent nos campagnes par l'impéritie des Sages-Femmes, cette voix respectable demandoit depuis long-temps de l'instruction : l'autorité paternelle de l'administration s'est fait entendre, le bien s'est opéré, & l'on bénira mille fois un établissement dont le but est d'éloigner la mort de l'enfance, de conserver à la patrie une femme féconde, une mere à ses enfants, une épouse à son mari.

Note. On nous a demandé en différents temps, & on nous demande encore souvent de divers endroits du Royaume, & même des Pays Etrangers, des renseignements sur l'établissement du Cours public & gratuit de l'Art des Accouchements, &c...

Voici le Réglement fait pour cet établissement. Un mois avant chaque Cours, on l'envoie dans toutes les paroisses de la Subdélégation dont on doit instruire les Sages Femmes ou y former des Eleves.

COURS public & gratuit d'Accouchements dans la Généralité de Soissons, par le sieur AUGIER DU FOT, Docteur en Médecine, &c.

LE sieur AUGIER DU FOT, Professeur de l'Art des Accouchements, fera chaque année deux Cours publics, où il sera admis dans chaque Cours Sages-Femmes ou Eleves, qui seront choisies par MM. les Subdélégués de concert avec MM. les Curés, les Syndics & principaux Habitants des lieux qui seront ci-après désignés. Les femmes & les filles de vingt-cinq à trente ans doivent être préférées, ainsi que celles qui savent lire. Dans les bourgs & les villages où il n'y aura que des Sages-Femmes au-dessus de l'âge de quarante ans, ou qui seroient peu propres à profiter de ces instructions, on choisira une Eleve au-dessous de l'âge de trente ans autant qu'il sera possible d'y en trouver à-peu-près de cet âge.

Les Sages-Femmes & les Eleves se rendront dans la ville indiquée ci-après, pour assister aux Leçons sur la pratique des Accouchements. Ces Leçons seront au nombre de trente-deux, & le Cours durera l'espace de jours.

Comme il peut se faire que quelqu'une d'entre ces Sages-Femmes ou Eleves ait un ménage & des enfants, on donnera à toutes congé le Dimanche jusqu'au Lundi.

M. Le Peletier de Mortefontaine a obtenu du Roi qu'il sera donné à chaque Sage-Femme ou Eleve sols par chacun des jours que durera le Cours. Il leur sera payé au premier jour de leur arrivée les cinq premiers jours, ainsi de même & toujours d'avance de cinq en cinq jours, afin qu'elles puissent fournir aux frais de leur nourriture & logement dans le lieu indiqué ci après. Le sieur du Fot est chargé de leur délivrer ces différentes sommes, lorsque, le premier jour que commencera le Cours, elles viendront se faire inscrire chez lui.

Quand une partie des Elections de cette Généralité sera pourvue de bonnes Sages-Femmes, on fera un Réglement pour l'exercice de leur profession, qui sera interdite dans ces cantons, sous peine d'amende, à toutes les personnes qui n'auront aucun titre. Ce Réglement ſervira enſuite pour les autres Elections, dans leſquelles on fera auſſi & ſucceſſivement d'année en année un Cours public & gratuit d'accouchements, pour le recommencer encore juſqu'à ce que chaque Paroiſſe de la Généralité ait une Sage-Femme inſtruite. Les bons principes d'un art ſi important s'établiront & ſe perpétueront pour le plus grand avantage de l'humanité... Enfin pour exciter le zele de toutes ces Eleves devenues Sages-Femmes habiles, & les engager à s'occuper avec fruit de leur état, on leur accordera dans la ſuite quelque privilege ou exemption.. . Les perſonnes qui voudront s'inſtruire de l'Art des Accouchements pourront aſſiſter à ces Leçons publiques & gratuites, & elles obtiendront le titre d'Eleve.

La briéveté, la clarté de la méthode qu'on ſuivra, mettra ces Leçons à la portée de tout le monde, même des eſprits les moins ouverts. Ce ſera un eſpece de catéchiſme ſimple, clair & méthodique de tout ce qu'il y a d'eſſentiel & de néceſſaire à ſavoir dans les Accouchements qui peuvent ſe terminer par les ſeules forces de la mere, & dans ceux qui requierent le ſecours de la Sage-Femme; ſur les devoirs des meres, par rapport aux enfants nouveaux-nés, des Sages-Femmes, des Nourrices & des Sevreuſes. On traitera auſſi, mais ſommairement, de ces Maladies des Enfants & des Femmes enceintes & accouchées, dont le traitement peut être confié aux Sages-Femmes; enfin des abus dans l'emmaillottement & la nourriture des Enfants.

On pratiquera le Manuel des Accouchements ſur des Fantômes ou Marottes dont nous avons parlé dans notre Préface; & par ce moyen l'on fera voir les différentes poſitions du fœtus dans la matrice dans les divers accouchements. Elles ſeront de plus repréſentées ſur des tableaux peints d'après nature & de grandeur naturelle.

Au Cours Public d'Accouchements qui commencera le 177 à dans la Salle de l'Hôtel-de-Ville, on admettra les Eleves choiſies de la Subdélégation de des Paroiſſes de....

On fera l'ouverture du Cours par un Diſcours ſur les principaux objets qui ont rapport à l'Accouchement. Les Leçons commenceront le lendemain à heures du matin, on les répétera l'après midi à heures, & l'on continuera ainſi les jours ſuivants & aux mêmes heures.

LOUIS LE PELETIER, *Marquis de Montméliant, Seigneur de Mortefontaine, Plailly, Beaupré, Othis & autres lieux, Conseiller du Roi en ses Conseils, Maître des Requêtes honoraire de son Hôtel, Intendant de Justice, Police & Finances en la Généralité de Soissons.*

VU l'Annonce ci-dessus du Cours public d'accouchements, par le sieur AUGIER DU FOT, Professeur de l'Art des Accouchements dans l'étendue de notre Généralité :

NOUS ordonnons que ladite Annonce sera lue & publiée dans les Villes & Paroisses de notre Généralité qui seront désignées par nos Subdélégués, lesquelles feront choix, de concert avec MM. les Curés, Syndics & principaux Habitants des Paroisses, des Femmes ou Filles capables d'être élevées dans l'Art des Accouchements, lesquelles se rendront dans la ville de le jour qui leur sera indiqué, & auxquelles il sera payé en conséquence de nos ordres sols par jour que durera le Cours : Enjoignons à nos Subdélégués de tenir la main à l'exécution des Présentes. Fait le seize Mars mil sept cent soixante-quatorze. *Signé*, LE PELETIER.

Et plus bas, par Monseigneur, HARDY.

TABLE
DES
MATIERES.

PREMIERE PARTIE.

SECONDE PARTIE.

TROISIEME PARTIE.

QUATRIEME PARTIE.

CINQUIEME PARTIE.

CATÉCHISME DE L'ART DES ACCOUCHEMENS POUR LES SAGES-FEMMES DE LA CAMPAGNE.

PREMIERE PARTIE.

CHAPITRE PREMIER.

De l'Accouchement, & des Parties de la génération chez les femmes.

D. QU'EST-CE que l'accouchement?

R. C'est l'action par laquelle le fœtus sort du sein de la mere à quelque terme, par quelque voie, & sous quelque forme que ce soit.

D. Quel nom donne-t-on à celui qui pratique les accouchements ?

R. On le nomme Accoucheur, ou Sage-femme.

D. Quelles sont les qualités d'un Accoucheur ou d'une Sage femme ?

R. Ils doivent avoir 1°. des mœurs, de la probité, de la discrétion & de la patience.

2°. De la force & de la dextérité dans les mains.

3°. Les connoissances théoriques & pratiques relatives à leur art.

D. Que doivent-ils connoître d'abord?

R. Ils doivent connoître le bassin, & les parties tant internes qu'externes de la génération chez les femmes.

D. Qu'est-ce que le bassin ?

R. C'est une cavité résultante de trois pieces osseuses ; savoir, 1°. des os innominés. 2°. De l'os sacrum. 3°. Du coccyx.

D. Qu'est-ce que les os inominés ?

R. Ce sont les os des hanches. Ils sont composés de trois pieces. 1°. De l'*iléon* qui a deux faces, une interne & l'autre externe. 2°. De l'*ischion* ; c'est sur sa tubérosité qu'on est appuyé quand on est assis .... Mais remarquez sur-tout son épine, parce qu'elle peut s'opposer aux accouchements. 3°. Du pubis, auquel on considere son corps, sa branche & sa symphise.

D. Qu'eſt-ce que l'os ſacrum ?

R. C'eſt un os qui termine l'épine. Sa face externe eſt convexe & raboteuſe... L'interne eſt concave & percée des huit trous nommés ſacrés; il s'unit aux os innominés, & forme le derriere du baſſin.

D. Qu'eſt-ce que le coccyx ?

R. C'eſt un petit os terminé en pointe.... Il forme le croupion.... Il eſt ſitué au bas de l'os ſacrum.

D. Comment ſe diviſe le baſſin ?

R. En grand & en petit. Le grand eſt le plus élevé.... On remarque le rebord arrondi par lequel il eſt terminé, & qu'on appelle marge... Le petit baſſin eſt ainſi appellé parcequ'il eſt plus étroit... On y obſerve le détroit ſupérieur, le détroit inférieur, & une excavation ou partie moyenne. Toutes ces parties doivent avoir certaines dimenſions pour être bien conformées. Le grand baſſin doit avoir neuf pouces entre les crêtes des os *des iles*.... Le détroit ſupérieur, muni de ſes parties molles, doit avoir au moins trois pouces de devant en arriere, & quatre pouces d'un côté à l'autre.... Le détroit inférieur au moins trois pouces, entre les tubéroſités iſchiatiques, & quatre pouces entre le coccyx & la ſymphiſe du pubis. Ces dimenſions ſont relatives à la groſſeur de la tête du fœtus.

D. Quelles sont les parties molles dont le bassin est muni.

R. Ces parties sont, 1°. le muscle iliaque. 2°. Le muscle psoas. 3°. Les cordons nerveux qui forment le nerf crural antérieur, & qu'on trouve dans l'épaisseur du psoas. 4°. Quelquefois le petit psoas. 5°. Les arteres & les veines iliaques, &c. C'est à la compression de ces dernieres, qu'on doit attribuer différents symptômes observés dans les grossesses & les accouchements, tels que le crachement de sang, l'infiltration des jambes, &c. &c. 6° La naissance des vaisseaux sacrés, &c. Telles sont les parties molles qui se trouvent dans le grand bassin, &c.

Dans le petit bassin, sont les nerfs & vaisseaux sacrés, les vaisseaux hémorrhoïdaux....

Derriere la symphise du pubis, est la vessie & le canal de l'uretre; derriere la vessie, la matrice & ses dépendances. La connoissance de toutes ces parties est essentielle.

D. Quels sont les principaux vices du bassin?

R. L'inégalité des crêtes de l'os ilion, le trop grand rapprochement de leur épine antérieure, le trop grand rapprochement de l'os sacrum vers le pubis, les exostoses, &c.

D. A quelle marque connoît-on que le grand bassin est bien fait?

R. On connoît que le grand baſſin eſt bien fait, par la diſtance qui ſe trouve entre les crêtes des os des iles, qui doit être de neuf pouces.

D. Quels ſont les vices du petit baſſin?

R. Le rapprochement des tubéroſités des os iſchion, du coccyx & de la partie inférieure de l'arcade du pubis; *l'étroiteſſe* de cette arcade, nommée barre.... La trop grande courbure du ſacrum, la longueur & l'immobilité du coccyx.

On connoît que le petit baſſin eſt bien fait, par l'élévation du mont de Vénus, le peu d'enfoncement qu'on remarque à la partie inférieure des lombes, c'eſt-à-dire, quand la femme n'eſt point enſellée, &c.

D. Quelles ſont les parties molles externes de la génération chez les femmes?

R. C'eſt, 1°. le mont de Vénus, ou cette éminence couverte de poils, & ſituée ſur le pubis.

2°. Les grandes levres, qui ſont deux replis de la peau qui s'étendent depuis le mont de Vénus juſqu'au périnée, elles ſont rouges dans les Vierges, &c.

3°. Les petites levres, qu'on apperçoit en écartant les grandes; ce ſont auſſi deux replis de la peau.

4°. Le clitoris... c'eſt un petit corps

ſitué à la partie ſupérieure des petites levres ; c'eſt le ſiége de la ſenſibilité & du plaiſir.

5°. Le méat urinaire. C'eſt une ouverture ſituée au-deſſus de l'orifice du vagin, par laquelle la femme rend ſes urines.

6°. L'ouverture extérieure du vagin qu'on remarque entre les grandes levres ; on y trouve dans les Vierges une petite peau nommée *himen*, qui ſe déchire par le commerce des hommes, ou l'abondance des regles : alors elle forme quatre ou cinq morceaux qu'on appelle *caroncules myrtiformes*.

7°. La fourchette. C'eſt un repli de la membrane interne des grandes levres, qui ſe déchire preſque toujours dans le premier accouchement.

8°. La foſſe naviculaire. C'eſt une petite cavité qui ſe trouve entre l himen & la fourchette.

9°. La commiſſure des grandes levres ; c'eſt leur réunion tant en devant qu'en arriere.

La vulve eſt la fente qu'on apperçoit en écartant ces grandes levres.

10°. Le périnée. C'eſt l'eſpace qui ſépare l'anus de la réunion poſtérieure des grandes levres. Il peut ſe déchirer dans les accouchements laborieux ou opérés maladroitement.

D. Quelles ſont les parties internes de la génération chez les femmes ?

R. C'eſt 1°. la matrice, organe principal où l'enfant eſt conçu, ſe nourrit & s'accroît juſqu'à l'accouchement.... Sa ſituation eſt entre la veſſie & le rectum... ſa figure eſt ſemblable à celle d'une poire... elle a deux faces, une antérieure & une poſtérieure ... trois bords, deux ſur les côtés, un ſupérieur. On la diviſe en fond, en corps & en col ... elle s'ouvre dans le vagin où elle forme une éminence appellée muſeau de tanche... elle eſt percée dans ſon intérieur de petits trous par où ſuinte le ſang des regles ... elle a deux autres ouvertures qui s'abbouchent dans les trompes de Fallope.

2°. Les ligaments de la matrice : ſavoir deux larges, ou replis du péritoine, placés ſur les côtés enveloppants la trompe de Fallope ; deux ronds attachés ſur la partie antérieure des ligaments larges, ſortant par l'anneau des muſcles du bas ventre ... s'attachant au bas des cuiſſes, à côté des grandes levres.

3°. Les trompes de Fallope ſont deux tuyaux reſſemblants à une trompette : leur embouchure dans la matrice eſt très étroite ... l'extrémité flottante hors de la matrice dans le petit baſſin s'appelle morceau du Diable ou frangé ou déchiré.

4°. L'ovaire eſt un petit corps blanc & grenu ... ſemblable à un œuf de pigeon applatti ... placé derriere la trompe ... attaché à la matrice par un petit cordon.

5°. Le vagin, canal membraneux dont l'ouverture extérieure aboutit aux grandes levres : il eſt attaché par l'autre bout au col de la matrice : il eſt long de quatre ou cinq pouces, étroit & ridé dans les vierges, plus large dans les femmes.

CHAPITRE II.

Des regles ; de la fécondité ; de la groſſeſſe, & de ſes ſignes.

D. QU'EST-CE que les regles ?

R. C'eſt l'écoulement du ſang auquel les femmes ſont ſujettes périodiquement. Il commence ordinairement à 14 ou 15 ans, quelquefois plus tard, rarement avant 12, & finit à 40, 45, ou 50 Il ceſſe communément pendant la groſſeſſe ... reparoît ordinairement ſix ſemaines après l'accouchement dans les femmes qui ne nourriſſent point ... Le ſang des regles eſt de même nature que celui qui circule dans les vaiſſeaux, & n'a par lui-même aucune des mauvaiſes qualités que le peuple lui attribue.

D. Pourquoi dites-vous qu'il ceſſe de couler *communément* pendant la groſſeſſe ?

R. C'eſt que quelquefois cet écoulement ſubſiſte avec elle ... alors il doit être diſtingué des pertes ... Dans les pertes le ſang eſt plus noir & ſort par caillots. Le Chirurgien doit preſcrire alors les ſaignées, le repos, la diete, les boiſſons acides, &c.

D. Qu'eſt ce que la fécondité ?

R. C'eſt l'heureuſe diſpoſition qu'une femme a pour devenir mere. L'état contraire, de quelque cauſe qu'il vienne, ſe nomme *ſtérilité.*

D. Qu'eſt-ce que la groſſeſſe ?

R On appelle ainſi l'état du ventre augmenté par une cauſe quelconque à la ſuite de la conception. On la diviſe en vraie ou en fauſſe. *La vraie groſſeſſe* eſt celle qui eſt produite par un ou pluſieurs enfants. On dit qu'elle eſt bonne quand les fœtus ſont dans la matrice, & mauvaiſe quand ils ſont dans les trompes de Falloppe, dans l'ovaire ou dans le bas-ventre.

On appelle *Groſſeſſe ſimple*, celle où il n'y a qu'un enfant ... *Groſſeſſe compoſée*, celle où il y en a pluſieurs : *Groſſeſſe com-*

pliquée, celle qui eſt accompagnée d'une maladie comme d'un ſquirrhe à la matrice, &c. *Fauſſe groſſeſſe*, celle qui eſt produite par toute autre cauſe, telle qu'une hydropiſie de matrice, une pierre, une mole, de l'eau épanchée dans l'ovaire, &c. &c.

D. Quels ſont les ſignes de la groſſeſſe ?

R. On les diſtingue en rationels & ſenſibles.

Les rationels ſont la ſuppreſſion des regles, le gonflement des mammelles, le dégoût, les nauſées, les vomiſſements, le faux appétit, le déſir deſordonné dans le manger &c.... Tous ces ſignes ſont incertains.

Les ſignes ſenſibles ne s'acquierent que par *le toucher* ou l'introduction d'un doigt dans le vagin pour reconnoître l'état de la matrice.

CHAPITRE III.

Du toucher.

D. Que peut-on reconnoître par le toucher ?

R. On peut s'assuret par son moyen si une femme est bien ou mal conformée... si elle est grosse ou non ... à quel terme de la grossesse elle est ... si elle est en travail ou non ... quels sont les progrès du travail ... quelle partie l'enfant présente ... &c. Il ne s'agit ici que de connoître si elle est en état de grossesse, & depuis quel temps.

D. Quelles précautions doit-on prendre pour le toucher ?

R. La Sage Femme doit graisser celui ou ceux de ses doigts qu'elle doit introduire, en ôter les anneaux s'il y en a, & chercher l'ouverture du museau de tanche ou la partie de la matrice qui répond au fond du vagin. La femme doit être couchée, les jambes & les cuisses ployées, & la tête plus élevée que les fesses. Voici suivant les différents mois les signes qu'on doit appercevoir.

Si la femme a éprouvé les signes rationels, & que le museau de tanche soit très près de la vulve, & si le corps de la matrice eſt plus volumineux, on peut conjecturer une groſſeſſe de cinq ou ſix ſemaines, de deux mois tout au plus.

Troiſieme mois. Le muſeau de tanche plus éloigné, la matrice plus groſſe, plus peſante, plus difficile à agiter dans le petit baſſin, (ſignes encore incertains) indiquent le troiſieme mois de la groſſeſſe.

Dans *le quatrieme mois*, la femme ſent remuer le fœtus... ſes mouvements ſont ſenſibles au doigt de la Sage-Femme, ſur-tout ſi elle repouſſe en haut l'orifice de la matrice, & que de l'autre main appliquée au-deſſus du pubis, elle reçoive le contre-coup... le muſeau de tanche eſt porté vers le coccyx & rejetté un peu à gauche...; le fond de la matrice eſt élevé au-deſſus du pubis, & peut être ſenſible à la main qui comprime le ventre de la femme qui doit être couchée ſur le dos.

Cinquieme mois. Les mouvements de l'enfant ſont plus ſenſibles ... le muſeau de tanche eſt plus près du coccyx & plus à gauche...., le fond de la matrice eſt elevé à deux travers de doigt au-deſſous du nombril & ſenſible dans cet endroit.

Sixieme mois. Le fond de la matrice eſt élevé & ſenſible à deux travers de doigt au-deſſus du nombril; les mouvements de l'enfant sont très sensibles..., le museau de tanche très en arriere vers l'os sacrum, & très difficile à trouver pour l'ordinaire.

Septieme mois. Le fond de la matrice est plus élevé de deux travers de doigt que dans le sixieme mois & approche du creux de l'estomac ...: on distingue plus difficilement le museau de tanche..., la tête de l'enfant est sur le détroit supérieur.

Huitieme mois. La tête de l'enfant est plus sensible à l'ouverture du museau de tanche..., ce museau est devenu plus gros, plus court, plus mollet..., le fond de la matrice touche le creux de l'estomac... Ce mois est le plus souvent pénible pour les femmes à cause de la gêne qu'éprouve ce viscere.

Neuvieme mois. Le museau de tanche est entiérement effacé dans les femmes grosses pour la premiere fois..., l'orifice de la matrice est ouvert pour recevoir le doigt..., il est très mollet.... l'accouchement est d'autant plus prochain que cette ouverture est plus large..., Les membranes de l'enfant étant touchées, si elles sont tendues dans un instant & flasques après, l'accouchement est sur le point de se déclarer.

Il faut remarquer que dans les femmes qui ont eu des enfants, le museau de tanche eſt plus aiſé à toucher ..., ſon ouverture eſt plus large ..., on diſtingue l'orifice intérieur ... : c'eſt d'après ſa dureté ou ſa dilatation, qu'on prédit la proximité de l'accouchement.

CHAPITRE IV.

Du produit de la conception, & de ſes appendices.

D. QUEL eſt le produit de la conception ?

R. C'eſt le fœtus, & ce qui l'accompagne.

D. Qu'eſt-ce que le fœtus ?

R. On appelle ainſi l'enfant tant qu'il eſt renfermé dans le ventre de ſa mere. A terme, ſa longueur eſt de dix-huit à vingt pouces.... Sa peſanteur de ſept ou huit livres, tout au plus dix. La tête du fœtus a la forme d'un ovale... Elle porte ordinairement environ quatre pouces de diametre, depuis le milieu du front juſqu'à la boſſe occipitale. ; .. trois pouces un quart entre une oreille, & l'autre, en prenant le diametre à la partie ſupérieure ; ... & quatre pouces & demi, ou cinq pouces depuis le menton juſqu'à l'extrémité de la ſuture ſagittale.

D. Comment divise-t-on le fœtus ?

R. En quatre faces : une antérieure, une postérieure, & deux latérales.

L'antérieure, prise depuis le front jusqu'aux orteils, renferme le visage, la gorge, la poitrine, le ventre, les genoux, les parties de la génération & les pieds.

La postérieure, depuis le nuque jusqu'au talon, comprend l'occiput, le derriere du col, le dos, les lombes, les fesses, le derriere des cuisses.

Les deux latérales présentent l'oreille, le côté du col, le moignon de l'épaule, le bras, la main, le flanc & la hanche.

D. Pourquoi cette division ?

R. C'est que le fœtus pouvant se présenter par chacune de ses parties, il est essentiel de les connoître.

D. Quelles sont les appendices du fœtus.

R. Le placenta, le cordon ombilical, le chorion, l'amnios & les eaux.

1°. Le placenta est un corps spongieux rempli de vaisseaux, qui tient à la matrice, & auquel tient le fœtus par le cordon ombilical... Il a deux faces... Le cordon ombilical est implanté à l'interne, ordinairement au milieu... quand c'est au rebord, il est nommé *placenta en raquette*... Il est rond,... épais dans son milieu,... mince à la circonférence... Son diametre est de sept ou huit pouces...

Quelquefois il eſt diviſé en petites portions. Il ſert, ainſi que le cordon ombilical, à la circulation entre la mere & le fœtus.

2°. Le *cordon ombilical* eſt compoſé de trois tuyaux; l'un appellé veine ombilicale, qui apporte le ſang du placenta au nombril, d'où ce ſang paſſe dans le torrent de la circulation .... Les deux autres, nommés arteres ombilicales, ... rapportent au placenta le ſuperflu du ſang qui a circulé .... Le cordon trop court gêne les mouvements de l'enfant : trop long, il peut s'entortiller autour de lui, & peut le faire périr ... trop chargé de graiſſe, il caſſe facilement ... Sa longueur ordinaire eſt d'une demi-aune.

3°. *Le chorion & l'amnios* ſont deux toiles fines formant une poche qui renferme les eaux & l'enfant... La premiere, ou le chorion, eſt plus externe & plus épaiſſe .... l'amnios plus interne & plus mince. Elles ſe déchirent avant l'accouchement : enſorte que les eaux s'écoulent. Quand elles ſont trop épaiſſes, elles doivent être déchirées par le doigt de la Sage-Femme, & jamais par une épingle ou autre inſtrument. *L'accouchement* à ſec eſt celui où les eaux ſe ſont écoulées longtemps auparavant.

4°. *Les eaux* ſont contenues dans les membranes.... Elles environnent l'enſant au commencement de la groſſeſſe : elles ſont plus abondantes relativement à la groſſeur du fœtus. . . . Elles empêchent que l'enfant ne ſoit bleſſé par les chûtes, & qu'il ne bleſſe ſa mere. . . . . . . Elles tiennent la matrice écartée, . . . nourriſſent l'enfant avant l'organiſation ſuffiſante du cordon. . . . Elles élargiſſent & lubrefient l'orifice de la matrice dans l'accouchement. . . *Les fauſſes eaux* ſont plus épaiſſes. . . Elles ſont contenues ordinairement entre le chorion & l'amnios. . . . Leur écoulement précede de beaucoup l'accouchement, & ne nuit pas au fœtus.

CHAPITRE V.

Des cauſes de l'accouchement, & de ſes diviſions.

D. QUELLES ſont les cauſes de l'accouchement ?

R. Les unes ſont déterminantes. C'eſt en général tout ce qui peut opérer la ſortie du fœtus en contractant la matrice ; tels ſont les coups, les chûtes, les efforts, les grandes paſſions, &c. à terme, c'eſt le développement de tout le corps de la matrice, la diſtenſion de ſes fibres, leur ſenſibilité, &c.

D'autres ſont efficientes, telles ſont les contractions de la matrice dans les accouchements faciles, & la main de l'Accoucheur ou de la Sage-Femme dans les mauvaiſes poſitions.

D. Quels ſont les ſignes de l'accouchement prochain?

R. 1°. Les douleurs (ſigne incertain). 2°. Les ſignes les plus vrais ſe découvrent par le toucher; ce ſont les ſuivants... Le muſeau de tanche ſe durcit dans les douleurs.... Les membranes ſe tendent.... Le travail avançant, le muſeau de tanche s'élargit davantage; les humeurs rougiſſent & épaiſiſſent. On dit alors que la femme marque.... L'orifice de la matrice s'ouvrant de la largeur d'un écu de ſix francs, les membranes ſe déchirent, les eaux s'écoulent.... On ſent alors la partie que préſente l'enfant. Si la poſition eſt bonne, on abandonne l'accouchement aux forces de la nature. La tête avance dans la détroit pendant la douleur....... Elle remonte après ce moment. (La Sage-Femme doit appliquer la main ſur le périnée afin qu'il ne ſe déchire pas). La tête ſe dégage, & le tronc ſort.

D. Qu'eſt-ce que le faux travail, & à quoi le reconnoît-on?

R. Ce ſont les douleurs que les femmes éprouvent dans leur groſſeſſe, & qui ne doivent pas être ſuivies de l'accouchement.... Ses cauſes ſont l'abondance du ſang,... des matieres acrimonieuſes ou venteuſes;... le chagrin,... le trop ou trop peu d'aliments. On peut leur ajouter les coups, les chûtes, les efforts, &c. Les remedes doivent être analogues à la cauſe. Il differe *du travail vrai*, en ce que l'orifice du muſeau n'eſt point dilaté; qu'il ne ſe durcit pas dans les douleurs; que les membranes ne ſont point tendues, &c. Le faux travail, qu'on ne peut calmer, devient travail vrai, en ce qu'il eſt ſuivi de l'accouchement. C'eſt alors une fauſſe couche.

D. Quelle eſt la poſition de la matrice pendant la groſſeſſe.

R. Elle eſt toujours poſée obliquement en devant plus ou moins; c'eſt-à-dire que ſon fond eſt plus antérieur que ſon orifice. L'obliquité laterale a lieu auſſi le plus ſouvent à droite.

D. Quelle eſt la poſition de l'enfant dans la matrice?

R. Dans les premiers mois, elle ſuit les mouvements de la mere.... Ce n'eſt gueres que vers le quatrieme mois qu'elle ſe fixe ſuivant la quantité des eaux.... Alors le fœtus a la tête en bas, les pieds en haut, le dos tourné vers le côté droit ou gauche de la mere, le plus ſouvent vers le côté gauche. Ce qu'on nomme *culbute* eſt démontré faux par le toucher; par les avortements, par l'ouverture des cadavres. . . .

D. Comment diviſe-t-on les accouchements?

R. On les diviſe en trois claſſes.

La premiere comprend ceux qui peuvent être terminés par les forces ſeules de la mere.

La deuxieme ceux qui requierent la main de la Sage-Femme ou de l'Accoucheur.

La troiſieme enfin renferme tous ceux qui exigent abſolument l'uſage des inſtruments.

Premiere Classe.

Accouchements qui peuvent être terminés par les forces ſeules de la mere.

D. Quels ſont les accouchements qui peuvent être terminés par les ſeules forces de la mere?

R. Ce ſont ceux dans leſquels la bonne conformation de l'enfant & de la mere, étant ſuppoſée, le fœtus préſente la tête, les pieds, les genoux ou les feſſes, dans une bonne poſition; mais, lorſqu'il préſente ces trois dernieres parties, il ne faut jamais abandonner l'accouchement aux forces de la mere, quoiqu'elles ſuffiſent quelquefois.

D. A quoi reconnoît-on la tête, & combien de positions peut-elle prendre ?

R. On la reconnoît aux sutures & aux fontaines. . . . . . Elle peut prendre six positions, dont trois sont avantageuses, & trois désavantageuses. . . . . . Ces positions sont dites avantageuses, parce-qu'alors, les grandes dimensions de la partie présentée, répondent aux grandes dimensions du passage. . . . . . . On les appelle désavantageuses dans le cas contraire.

Positions avantageuses.

1°. *La plus avantageuse* est quand l'occiput est placé vers la cavité cotiloïde gauche... C'est la plus fréquente ; elle arrive environ quatre-vingts fois sur cent.

2°. *En rang & en avantages* . . . . L'occiput est placé vers la cavité cotiloïde droite.

3°. L'occiput est placé derriere les os pubis ; elle est rare.

Positions désavantageuses.

1°. Le front placé derriere la cavité cotiloïde gauche.

2°. Le front placé derriere la cavité cotiloïde droite.

3°. Le front placé derriere le pubis : c'est la plus désavantageuse & la plus rare.

D. Quelles sont les positions avantageuses, l'enfant présentant les pieds, &c.

R. Ce sont celles qui sont telles, que la tête passant, elle se trouve dans les positions avantageuses dites ci-dessus.

La plus avantageuse, par exemple, est quand les talons regardent la cavité cotiloïde gauche, parceque la tête venant à sortir, l'occiput regardera cette même cavité : la moins avantageuse sera celle où les orteils regarderont les os pubis, parceque la tête se trouvant au passage, le front sera tourné vers ces os.

SCONDE PARTIE.

CHAPITRE PREMIER.

Des devoirs de la Sage-Femme pendant le travail.

D. Que doit faire une Sage-Femme, appellée près d'une femme en travail?

R. 1°. S'assurer si les douleurs sont vraies ou fausses.

2°. Examiner quelle partie de l'enfant se présente .... si l'orifice de la matrice est bien dilaté?

3°. Donner un lavement à la malade,

s'il y a long-temps qu'elle n'a été à la ſelle.

4°. Préparer du beurre frais pour oindre les parties; ... des fils & des ciſeaux pour couper & nouer le cordon ombilical; ... du linge pour l'enfant; ... du bouillon pour ſoutenir les forces de la mere; ... du vinaigre en cas de foibleſſe; ... de l'eau pour baptiſer ſi le cas étoit preſſant. ...

5°. Préparer le lit de travail.

6°. S'attacher un tablier autour du corps avec des cordons, & non avec des épingles.

D. Qu'entendez-vous par le lit de travail ?

R. Suivant les différents pays, les femmes ſont placées différemment pour accoucher; mais le lit de travail offre la poſition la plus commode. On place ſur un lit de ſangle, ou à ſon défaut ſur quatre chaiſes, ou ſur le lit de la malade, un matelas ou une paillaſſe. ... Sur ce matelas un autre plié de maniere qu'il ne vienne qu'au milieu du corps de la malade. ... On met des oreillers à l'endroit qui doit ſoutenir ſa tête, afin qu'elle ſoit élevée. On ajuſte un manche à balai bien arrêté, contre lequel la femme puiſſe appuyer fortement ſes pieds pour pouſſer les douleurs ; on lui ménage des points d'appui pour ſes mains, ou on y ſupplée par des perſonnes qui la tiennent. . . . . On apprête des draps & des couvertures pour la couvrir & la défendre de tout froid, ſi la ſaiſon l'exige.

D. Quelle doit être la ſituation de la femme ſur ce lit ?

R. La tête doit être placée ſur les oreillers. . . . les feſſes ſur les replis du matelas : enſorte que le coccyx porte à faux. . . . . Ses pieds appuyés contre le manche à balai. . . . Les jambes fléchies, & les mains arcboutées contre quelque choſe de ſolide.

D. Quand doit-elle être placée ſur le lit de travail ?

R. Quand l'orifice eſt très dilaté ; que les membranes ſe déchirent, & que les eaux ſont écoulées . . . Si les membranes tardoient à ſe déchirer, la Sage-Femme doit les aider en les pouſſant pendant les douleurs. . . . Si la malade ſe plaint de douleurs de reins, on la fait ſoulever avec une ſerviette paſſée ſous les reins, tandis que les douleurs ont lieu.

D. Que doit éviter la Sage-Femme ?

R. Elle doit ſur tout éviter de faire prendre aucune liqueur ſpiritueuſe à la malade, uſage très nuiſible & capable de la faire périr. . . On peut, en cas de foibleſſe, lui donner de l'eau avec du vin. . . . Elle ne doit porter ſes doigts dans le vagin, que quand cela eſt abſolument

ment néceſſaire, crainte d'en ôter le mucus, & de cauſer de l'irritation. Elle doit au contraire oindre ces parties avec du beurre frais.

D. Que doit faire la Sage-Femme pendant l'accouchement ?

R. Quand la tête de l'enfant ne remonte plus, elle doit appliquer ſa main ſur le perinée de la malade, de peur qu'il ne ſe déchire. . . . Elle doit encore, ſuivant la poſition de l'enfant, déterminer doucement, & avec les précautions néceſſaires, la partie qui ſe préſente, à prendre la ſituation la plus avantageuſe relativement aux diverſes dimenſions du baſſins.

D. Que doit faire la Sage-Femme quand l'enfant eſt ſorti?

R. 1°. Placer l'enfant entre les jambes de la mere, de façon qu'il ne ſoit pas incommodé du ſang qui ſort de la matrice. Son viſage doit être tourné du côté de la Sage-Femme; elle doit auſſi paſſer le corſus.

2°. Preſſer un peu ſur le ventre de la mere, pour faire revenir la matrice ſur elle-même.

3°. Faire la ligature du cordon avec les fils qu'elle a préparés La premiere ligature ſe fait à cinq ou ſix travers de doigt du nombril; & la ſeconde à deux pouces de la premiere, vers les parties de la mere. La Sage-Femme coupe avec ses ciseaux le cordon entre ces deux ligatures. . . . On remarquera que quelquefois la deuxieme ligature est inutile, par exemple, quand le cordon ne donne que peu de sang : & quelquefois il est inutile de les faire ; on s'en abstient quand l'enfant est violet, & respire difficilement.

D. Quand la ligature est faite, que devient l'enfant ?

R. La Sage-Femme le prend avec précaution, plaçant son col entre le pouce & le doigt index d'une main, & passant son autre main entre les deux cuisses sous les fesses, pour le soutenir ; elle le porte ainsi sur un oreiller où on le couche sur le côté pour qu'il rende les glaires qu'il a dans la bouche & dans le gosier. . . Il faut le défendre du froid, en le tenant couvert.

CHAPITRE II.

De la délivrance.

D. QUAND on a pris de l'enfant les soins indiqués ci-dessus, que doit-on faire ?

R. On doit songer à *délivrer* la mere,

c'eſt-à-dire, à retirer de ſon ſein, le placenta, les membranes, & tout l'arriere-faix. Quelquefois la malade ſe ſuffit pour cette opération, mais il ne faut pas la lui abandonner. Le temps le plus propre pour la délivrance, eſt celui des douleurs, & ſi en appliquant la main au-deſſus du pubis, on ſent que la matrice eſt dure.

D. Que faudroit-il faire, ſi avant la délivrance, il y avoit perte de ſang.

R. Il faudroit tâcher de faire contracter la matrice avant de délivrer ; pour cela on applique ſa main avec force ſur le ventre : on le pince même en cet endroit juſqu'à cauſer de la douleur. Si ce moyen ne réuſſit pas, on introduit la main dans la matrice, alors elle ſe reſſerre, la perte ceſſe & on procede à la délivrance. Si le ſang couloit abondamment après la délivrance, on tient la même conduite... Si elle ne réuſſit pas, on applique ſur le ventre des compreſſes trempées à froid dans l'eau & le vinaigre, on fait avec le même mêlange des injections dans la matrice au moyen d'une ſeringue à lavement.. A la derniere extrémité on y introduit de la glace, remede approuvé & très efficace d'après la pratique de Meſſieurs Petit & Levret.

D. Comment retire-t-on le placenta?

R. 1°. Si le cordon ombilical eſt aſſez

fort, on le saisit à l'endroit où il a été lié, d'une main garnie d'un linge sec; on lui fait faire deux ou trois tours sur le doigt index, on le prend de l'autre main auprès des parties de la femme, on le tire doucement dans tous les sens jusqu'à ce qu'il se détache; quand il paroît au dehors, on le roule, afin qu'avec les membranes il forme une espece de corde..., on est sûr ainsi d'avoir tout ramassé.

2°. Si le cordon est foible, il faut prendre garde de le casser...: on introduit sa main dans la matrice, on cherche son insertion; si le placenta est décollé d'un côté, on le saisit par cet endroit..., s'il ne l'est pas, on tache de le détacher doucement, & avant qu'il paroisse au dehors; on le roule comme ci-dessus pour ramasser toutes les membranes.

3°. Si le cordon est cassé, on fait à peu près la même manœuvre; on va chercher le placenta avec la main, on le pince, on le décolle, & on l'amene comme on vient de le dire.

D. Que fait-on si le placenta est tellement adhérent qu'on ne puisse l'entraîner au moyen du cordon ombilical, quoique très fort?

R. On va le chercher comme ci-dessus.. Si en voulant le décoller, on craint de renverser la matrice, il vaut mieux le laisser, sur tout si le sang ne coule pas en grande quantité... On touche enſuite fréquemment la malade pour ſentir s'il ne ſe détache pas... : on obſerve ſur-tout d'empêcher qu'il ne bouche l'orifice de la matrice, parcequ'alors il s'oppoſeroit à l'écoulement des lochies, & pourroit occaſionner un coup de ſang ou une hémorrhagie interne.

D. Que fait-on ſi le placenta eſt chatonné ?

R. On dit que le placenta eſt *chatonné*, quand la matrice ſe contractant inégalement, forme une cavité où il s'engage ; alors on eſt obligé d'y introduire la main & de le dégager... : on tâche enſuite de faire enſorte que la matrice ſe contracte également.

D. Que fait on quand le placenta eſt placé ſur l'orifice de la matrice ?

R. La Sage-Femme tâche de le décoller par un endroit, de déchirer les membranes & de procurer l'accouchement ; dans ce cas les femmes ſont ſujettes à de fréquentes pertes pendant leur groſſeſſe, & on eſt obligé de les accoucher avant le terme.

D. Comment délivre-t-on à la ſuite des avortements ?

R. Juſqu'au quatrieme mois de groſſeſſe, il eſt impoſſible de porter la main dans la matrice... , s'il n'y a point de perte, il faut attendre que les douleurs chassent le placenta.

S'il y a perte *légere*, il faut pincer le ventre au-dessus du pubis, & même le museau de tanche pour augmenter les douleurs ; le placenta sort alors & la perte cesse.

Si la perte est considérable & que le sang ne cesse point de couler par les moyens ci-dessûs, on tamponne le vagin avec du linge ou de la filasse. Après le cinquieme mois, ce moyen seroit dangereux à cause de la quantité du sang nécessaire pour remplir la matrice ; mais le cordon étant plus fort & l'orifice plus dilaté, on emploie les moyens usités après les accouchements ordinaires.

D. Comment doit-on opérer la délivrance à la suite des jumeaux ?

R. Il faut attendre que tous les enfants soient sortis, car il peut se faire qu'il n'y ait qu'un seul placenta & qu'une même membrane, & on ne manqueroit pas de tuer ceux qui resteroient dans la matrice. Quand ils sont tous sortis, on saisit tous les cordons & on suit la méthode prescrite ci-dessus pour l'extraction d'un seul enfant.

CHAPITRE III.

De ce qu'il faut faire après la délivrance.

D. QUEL soin doit-on prendre de l'accouchée après sa délivrance ?

R. Il faut lui glisser du linge sec afin qu'elle soit proprement..., lui mettre une serviette ou un chauffoir légérement chaud sur les parties, lui rapprocher les jambes..., la couvrir suivant la saison..., lui dire de se pincer le ventre pour agacer la matrice, si elle s'apperçoit que le sang coule..., lui recommander le silence..., l'empêcher de dormir..., si elle est altérée, on peut lui donner un bouillon ou un peu de vin & d'eau rougie, mais jamais ni liqueur, ni vin chaud avec du sucre : on la laisse en cet état environ une demi-heure sur le lit de travail ; pendant ce temps on prépare son lit & on emmaillotte l'enfant.

D. Que faut-il faire avant d'emmailloter l'enfant ?

R. Il faut faire ce qu'on appelle la *ligature à demeure* du cordon ombilical : car la premiere ligature ayant été faite à la hâte ne suffiroit point..., on prend un cordon composé de cinq à six fils de six pouces..., on le passe sous le cordon ombilical à trois travers de doigt du nombril... on fait un tour, puis un nœud... un ſecond tour, puis un autre nœud..., un troiſieme tour puis deux nœuds : on replie enſuite le bout du cordon ombilical ſur l'endroit plié, on refait deux tours & puis deux nœuds, on coupe l'excédent du cordon qui ſe trouve au-delà de la ligature, & on le jette au feu.

D. Ne faut il pas nettoyer l'enfant avant de l'emmaillotter ?

R. Oui. Il eſt couvert d'une eſpece de pomade qu'on enleve plus facilement en le frottant légérement d'huile ou de beurre fondu..., on a l'attention de ménager les yeux & les fontaines ; on l'eſſuie doucement avec un linge ſec & on le lave avec du vin & de l'eau tiede.

On examine enſuite ſi les yeux la bouche, les narines, les oreilles, l'anus ſont ouverts ?... Si l'enfant tete mal & s'il a le filet ?... dans ce cas on appelle un Chirurgien, ce qu'il faut faire encore s'il n'a pas rendu ſon méconium dans les vingt-quatre heures, car alors il y a un vice de conformation... on met enſuite une compreſſe fendue garnie de beurre ſur le cordon ombilical, enſorte que ce cordon paſſe par la fente & ſoit replié ſur la compreſſe... On met une ſeconde compreſſe garnie de même ſur la premiere & on les aſſujettit avec une bande.

D. Comment doit-on emmailloter l'enfant ?

R. On lui met d'abord un béguin... ensuite un bonnet aisé & large..., on l'emmaillotte à l'ordinaire, sans se servir de bandes & sur-tout sans *lui serrer la poitrine...*, par ce moyen l'emmaillottement nuira moins & se rapprochera plus des *Barcelonnettes*, qu'il seroit à desirer qu'on adoptât par-tout.... On couche l'enfant sur le côté pour qu'il rende ses glaires .., on lui donne deux heures après quelques cuillerées à caffé d'eau sucrée, ce qu'on réitere toutes les deux heures ou trois heures... Si la mere nourrit on fait teter l'enfant dès qu'il y a du lait dans les mammelles, c'est-à dire, trois ou quatre heures après l'accouchement : ce premier lait est purgatif... Si elle ne nourrit pas on y supplée par de l'eau sucrée & miellée... Si la nourrice n'arrivoit pas dans les vingt-quatre heures, il faudroit nourrir l'enfant de lait coupé mêlé d'eau tiede & un peu sucrée.

D. Comment prépare-t-on le lit de l'accouchée ?

R. On met sur les matelas un drap plié en quatre ou en huit selon sa grandeur, à l'endroit où doivent porter les fesses de l'accouchée..., on met ensuite le premier drap sur celui-ci, & à la même place que l'autre, un autre drap plié en quatre ou huit..., on acheve le lit à l'ordinaire, ou le bassine & on l'ouvre une minute avant d'y mettre la malade afin que la vapeur s'exhale.

D. Qu'appelle-t-on *garnir* l'accouchée ?

R. Pour garnir la femme, on lui applique une ſerviette d'un linge doux, pliée en quatre ſur le ventre ; on l'aſſujettit au moyen d'une autre ſerviette en forme de bande..., on en fait autant ſur les mammelles, *en obſervant de ne ſerrer* ni l'une ni l'autre. L'uſage contraire, quoique fréquent pour en obtenir des avantages qu'il ne procure point, eſt très dangereux.... On lui couvre la tête ſuivant la ſaiſon..., on lui paſſe la chemiſe de couche..., c'eſt une chemiſe fendue en devant, ou ſi c'eſt une chemiſe ordinaire, on la retrouſſe au-deſſus des hanches, afin qu'elle ne ſoit pas ſi-tôt gâtée par les vuidanges.... On lui fait un petit jupon avec une nape pliée, on lui remet un nouveau chauffoir & on la place dans ſon lit appreté comme ci-deſſus, en obſervant de lui tenir la tête & la poitrine haute pour favoriſer les vuidanges..., on ne la laiſſe point dormir avant trois ou quatre heures... , on converſe avec elle ... Elle doit éviter toutes paſſions vives.... On ne doit entrer dans ſa chambre avec aucune odeur ni bouquet.., il n'y faut ni fumée ni grand feu..., pendant l'été on peut ouvrir ſes fenêtres en la garantiſſant de l'air extérieur... : on peut lui donner un lavement douze ou dix-huit heures après l'accouchement..., mais jamais à l'approche ni pendant la durée de la fievre de lait.

D. Quel eſt le régime que doit ſuivre la femme en couche ?

R. Si elle nourrit, elle peut manger un peu dès le premier jour ſi l'enfant téte bien, en obſervant de faire diette quand il y a trop de lait, ſur-tout le troiſieme & le quatrieme jour.

Celles qui ne nourriſſent point peuvent le premier jour prendre une petite ſoupe & recommencer ſix heures après ; mais dans la fievre de lait, on doit les tenir au ſimple bouillon... ſur tout le troiſieme jour... Il faut provoquer la ſueur en tenant l'accouchée bien couverte & lui donnant de l'eau de fleurs de ſureau. Sa boiſſon doit être la ptiſane faite avec le chien dent ou l'orge.. Dans les temps de ſueur les vuidanges peuvent diſparoître. Cet accident n'eſt pas inquiétant, elles reparoiſſent quand les ſueurs diminuent, alors elles ſont blanches & laiteuſes.

D. Quand peut-on changer l'accouchée ?

R. Le lendemain de la fievre de lait, avec la précaution néanmoins de la préſerver du froid... Ce jour-là on peut lui donner deux petites ſoupes avec un peu de volaille ou d'autres viandes..., pour les chauffoirs & le drap qui sont sous l'accouchée, il faut les changer dès qu'ils sont salis... : cette propreté la sauve des plus grands accidents... Si elle ne nourrit pas on fait dissiper le lait en entretenant les sueurs, mais il faut se garder d'aucun topique.

TROISIEME PARTIE.

CHAPITRE PREMIER.

Accouchements qui ne doivent ou ne peuveut point être terminés sans la main de la Sage-Femme.

D. QUAND les accouchements ne peuvent pas être terminés sans la main de la Sage-Femme, n'y a-t il pas quelques préparatifs extraordinaires ?

R. Oui. Le lit de travail décrit plus haut ne suffit plus, il en faut un plus ferme.. On étend alors les matelas de toute leur longueur..., on place un planche entre deux, à moins que le lit ne soit assez dur, cette planche doit être placée vers les pieds.

D. Y a-t-il quelque chose à observer pour la situation de la malade ?

R. Oui. Elle doit être placée sur le bout du lit, ensorte que le coccyx porte à faux.., on soutient sa tête avec des oreillers, ses deux pieds portant sur deux chaises écartées..., un drap ou une couverture suivant la saison doivent la mettre à couvert..., deux aides doivent arcbouter ses épaules afin que s'appuyant, son corps ne remonte point..., deux autres personnes doivent servir de point d'appui à ses pieds ou à ses genoux... La Sage-Femme ayant préparé tout ce ce qui a été dit ci-dessus, se place entre les jambes de la femme...; elle doit avoir coupé ses ongles, graissé sa main, relevé les manches de sa chemise, évitant néanmoins tout appareil qui pourroit effrayer la malade..; elle introduit deux doigts dans la matrice..., observe si l'orifice est mollet, combien il est ouvert, si les membranes sont déchirées, quelle partie l'enfant présente..., elle procede ensuite à l'extraction.

D. Quelle observation est-il nécessaire qu'elle fasse ?

R. 1°. De n'introduire la main dans le vagin que doigt par doigt, insensiblement, en poussant en ligne droite & avec douceur. 2°. De ne faire aucun mouvement de la main introduite dans la matrice dans le temps de la douleur ; elle doit saisir l'intervalle pour opérer & aller chercher la partie de l'enfant qu'elle veut extraire... 3°. De consoler la malade, de lui donner des espérances, de lui cacher le danger, à moins qu'il ne soit au point que son salut & les précautions des derniers instants ne permettent pas cet acte d'humanité.

D. Quels sont les accouchements qu'il ne faut pas abandonner à la nature ?

R. Ce sont ceux où l'enfant présente les pieds .. les genoux.. les fesses.. le sommet de la tête.. la face.. le col.. la poitrine.. le ventre.. les parties de la génération.. la nuque ou derriere du col.. le dos.. les lombes.. l'une ou l'autre oreille... le côté droit ou gauche du col.. la main.. le bras.. la hanche..

PREMIERE RÉGION.

L'enfant présentant les pieds.

D. A quoi reconnoît-on les pieds, & combien ont ils de positions ?

R. On les reconnoit aux orteils & ils peuvent avoir quatre positions ; savoir, 1°. le talon vers le pubis, 2°. vers le ſacrum, 3°. & 4°. vers l'une ou l'autre hanche.

D. Que faut-il faire quand les pieds ſe préſentent ?

R. Si la femme eſt forte, qu'il n'y ait point de pertes graves, que le cordon ombilical ne ſoit point ſorti, on attend que les pieds ſortent, on les ſaiſit alors des deux mains garnies d'un linge ſec, & on tire l'enfant, comme il ſera dit plus bas.

Si la malade eſt épuiſée, qu'il y ait perte ou convulſion, &c. La Sage-Femme introduit ſa main dans le vagin & va chercher les pieds..., s'il ne s'en préſentoit qu'un, elle tire le corps pour faire ſuivre l'autre; quand ce moyen ne lui réuſſit pas, elle va le chercher comme le premier.

D. Comment tire-t-on le reſte du corps ?

R. La manœuvre varie ſuivant les poſitions..., nous avons dit que les pieds en préſentoient quatre; mais comme dans chacune l'enfant peut être en danger, il faut commencer par le baptiſer.

D. Qui doit faire le baptême ?

R. Un homme, s'il y en a de préſent à moins que ce ne ſoit le pere..., s'il n'y a point d'hommes, une femme peut faire la cérémonie, elle jette de l'eau en forme de croix sur la partie que l'enfant présente, & dit *je te baptise au nom du Pere, du Fils, & du Saint-Esprit, ainsi soit-il.* Si on doute de la vie de l'enfant, on ajoute *si tu es vivant...*, ensuite elle manœuvre de la maniere suivante.

PREMIERE POSITION DES PIEDS.

Les talons tournés sur le pubis.

1°. On amene les pieds, comme on a dit ci dessus, avec les mains garnies d'un linge sec, on tire en tous sens & très doucement..., quand les genoux sont sortis on les saisit & on tire avec les mêmes précautions... Quand les fesses paroissent, on y applique les mains & on les fait descendre en les portant de droite à gauche... Il faut saisir le cordon ombilical & le faire descendre environ d'un pouce, crainte qu'il ne se décolle.

2°. Quand les fesses sont dehors, il faut les tourner de maniere qu'elles regardent la cuisse droite ou gauche de l'accouchée..., on tire ensuite avec un peu plus de force en en haut & en en bas, pour faire descendre les épaules & la tête.

3°. Les épaules paroissant, la Sage-Femme tient d'une main l'enfant sur un linge sec en tirant un peu..., elle dégage légérement avec l'autre main l'épaule qui eſt vers le ſacrum, introduit deux doigts dans le vagin & ſuivant le bras, va chercher le pli du coude. Elle le ſaiſit & l'amene doucement ſur la poitrine de l'enfant..., prenant enſuite l'enfant de de cette même main qui vient de manœuvrer, elle dégage le ſecond bras avec l'autre main & de la même maniere, c'eſt-à-dire, en allant chercher le pli du coude..., ſi la tête déja trop deſcendue s'oppoſoit à cette manœuvre, on la repouſſe doucement pour dégager les bras, comme on vient de le dire.

4°. Les bras étant dégagés, il faut introduire les quatre doigts entre l'os ſacrum de la mere & le viſage de l'enfant, faire rouler doucement la tête, de maniere que le menton ſe loge dans la courbure de l'os ſacrum, afin que le grand diametre de la tête ſoit dans le ſens du grand diametre du baſſin..., enſuite on paſſe deux doigts ſur les parties latérales du nez de l'enfant, *jamais dans la bouche*; on ſoutient le corps avec la paume de la même main garnie d'un linge & avec l'avant bras..., l'autre main eſt poſée à plat ſur le dos de l'enfant, les doigts atteignant le col..., on éleve alors le tronc vers le pubis de la mere, & on tire avec les doigts appliqués ſur le nez, enſorte que le menton ſe rapproche de la poitrine.., on porte les fesses en en bas, on embrasse légérement le col avec l'index & le doigt du milieu de la main placée sur le dos, on releve le petit corps vers le pubis en le portant alternativement à droite & à gauche par des mouvements doux jusqu'à ce que la tête soit sortie.

D. Que faut-il faire ensuite?

R. On place l'enfant entre les jambes de la mere, comme on l'a dit : s'il est violet, on ne fait point la ligature de son côté; on laisse couler un peu de sang; on lui souffle dans la bouche; on lui chatouille le nez avec une barbe de plume; on lui pince la poitrine; on le frotte d'eau & de vinaigre, jusqu'à ce qu'il ait crié. . . Quand la respiration est libre, ou noue le cordon comme il a été prescrit, &c. . . . Il faut cependant examiner s'il n'a aucun membre de cassé, sur-tout lorsqu'il a beaucoup souffert . . . Dans ce cas, on appelle le Chirurgien.

Deuxieme Position des Pieds.

Les Talons vers l'os sacrum.

D. Que faut-il faire quand les talons sont tournés vers l'os sacrum?

R. Il faut que la Sage-Femme tâche insensiblement de les diriger vers le côté droit ou gauche du bassin, pour obtenir une position plus avantageuse, & empêcher que le menton ne s'arrête sur la symphise du pubis; cette position obtenue rentre dans la premiere, & exige ensuite la même manœuvre.

D. Que doit faire la Sage Femme quand les fesses sont sorties, les talons se trouvant tournés vers le sacrum.

R. Elle doit porter quatre doigts de chaque main dans le vagin; les uns sur le ventre; les autres au dessus des fesses de l'enfant.... Faire descendre un peu le tronc, le repousser ensuite, & répéter cette manœuvre, en faisant tourner insensiblement l'enfant, jusqu'à ce que le ventre soit tourné de côté; ce qui ne doit se faire qu'avec la plus grande précaution.... Elle observera ensuite de dégager *toujours le premier* le bras de l'enfant, qui est en dessous.... Le reste de la manœuvre est décrit dans la premiere position.

D. Quelle doit être sa conduite lorsque le menton de l'enfant est accroché sur le pubis, & l'occiput sur la partie supérieur de l'os sacrum?

R. Cette position, très dangereuse pour l'enfant, exige une manœuvre fort difficile pour la Sage-Femme, & non moins douloureuse pour la mere... Il faut absolument la changer: pour obtenir cet effet, on introduit la main gauche dans le vagin ; on la gliſſe ſur la partie poſtérieure de l'enfant, juſqu'à ce que les doigts parviennent ſous l'occiput, qu'on repouſſe autant qu'on peut ; on avance enſuite les doigts ſur la partie latérale gauche ou droite, pour l'entraîner vers le côté droit ou gauche de la femme. . . . Le préférable eſt celui qui offre le plus de facilité ; à égalité d'obſtacles c'eſt le droit . . . Pendant la manœuvre, on obſerve de rouler le tronc de l'enfant du même côté . . . nous recommandons encore de ne jamais *introduire les doigts dans la bouche de l'enfant* . . . . Nous revenons ſur ce point, parceque cette pratique dangereuſe a malheureuſement été accréditée par quelques fameux Accoucheurs.

D. N'auroit-il pas ſuffi de tourner le tronc à l'extérieur, pour obtenir la bonne poſition.

R. Non ; car, quelque précaution que l'on prît, on riſqueroit de décoler l'enfant.

Troisieme Position des Pieds.

Talons vers le côté gauche du baſſin.

D. Quels ſoins demande cette poſition ?

R. Elle eſt plus avantageuſe ; elle

n'exige d'autres soins qne de conduire, lorsque les fesses sont sorties, la hanche qui est sous la symphise du pubis vers la branche droite de cet os ... On termine ensuite l'accouchement ainsi qu'il a été prescrit.

QUATRIEME POSITION DES PIEDS.

Talons tournés vers le côté droit du bassin.

D. Que faut-il faire dans cette position ?

R. La même chose que dans la troisieme position, excepté, qu'au lieu de conduire la hanche qui est sous la symphise du pubis vers le côté droit, on la tourne vers le côté gauche.

CHAPITRE II.

DEUXIEME RÉGION.

L'Enfant présentant les genoux.

D. A quoi reconnoît-on les genoux ?

R. Ils se présentent sous la forme de deux petites tumeurs arrondies, placées l'une à côté de l'autre.... Quand il ne s'en offre qu'une, il faut glisser le doigt pour chercher le pied ou les parties génitales, parceque le coude peut présenter le même caractère.... S'il n'y a point d'accident, comme perte, affoibliſſement, &c. on attend que les genoux ſortent pour terminer l'accouchement.... Si les accidents ont lieu, il faut que la Sage-Femme aille chercher les genoux, & les amene.

D. Eſt-il néceſſaire d'amener les deux genoux àvant de déterminer l'accouchement?

R. Il ſuffit ordinairement d'en amener un, & on ne va chercher l'autre que quand le premier ne peut pas deſcendre. Si par hafard ils étoient arrêtés ſur la partie inférieure de l'os ſacrum, ou ſur le périnée, il faudroit les diriger vers la vulve.

D. Combien y a-t-il de poſitions des genoux?

R. On les réduit à quatre, relatives à celles des pieds.

Premiere Position.

Genoux vers l'os ſacrum.

Les genoux étant ſortis, les feſſes ſe trouvent vers la ſymphiſe du pubis..... C'eſt la premiere poſition des pieds; il faut manœuvrer de même.

DEUXIEME POSITION.

Genoux vers le pubis.

Les cuiſſes & le ventre ſont vers la ſymphiſe du pubis, & les feſſes vers le ſacrum ; c'eſt la deuxieme poſition des pieds.... Il faut déterminer le corps de côté avec les précautions preſcrites.

TROISIEME ET QUATRIEME POSITIONS.

Genoux vers le côté droit ou gauche du baſſin.

Les feſſes ſont vers le côté gauche ou droit : c'eſt la troiſieme & quatrieme poſition des pieds ; même manœuvre.

CHAPITRE III.

TROISIEME RÉGION.

L'Enfant préſentant les feſſes.

D. A quoi reconnoît-on cette eſpece d'accouchement ?

R. Il ſe préſente une tumeur mollette, partagée en deux par l'anus, ſous la forme d'une ligne enfoncée ; elle peut encore être indiquée par les parties génitales.

D. Que doit d'abord obſerver la Sage-Femme ?

R. Son premier ſoin doit être de s'aſſurer du volume des feſſes. Si elle préſume qu'elles puiſſent paſſer aiſément, & qu'aucun des accidents dont on a fait mention ne détermine à la promptitude, elle attendra que les feſſes ſortent ; elle pourra en aider la ſortie, en portant les doigts ſur les deux branches, elle amenera auſſi-tôt le tronc que les pieds ſuivront naturellement, & elle terminera enſuite l'accouchement comme il a été dit.... S'il y avoit des accidents, ou que les feſſes fuſſent volumineuſes, elle manœuvrera ſuivant la poſition.... On en compte encore quatre, toujours relatives à celles des pieds.

Premiere Position.

Anus vers le pubis.

La Sage-Femme, avec ſa main droite, repouſſera les feſſes au-deſſus de la marge du baſſin, & les déterminera vers la hanche droite ; de maniere que le ventre de l'enfant regarde la hanche gauche.... Elle avancera les doigts ſur la cuiſſe, puis ſur

ſur les pieds, pour les amener comme dans la premiere poſition des pieds.

DEUXIEME POSITION.

Anus vers le ſacrum.

Même manœuvre.

TROISIEME ET QUATRIEME POSITION.

Anus vers le côté gauche ou droit du baſſin.

Dans la troiſieme poſition, la Sage-Femme ſe ſervira de la main gauche au lieu de la droite : dans la quatrieme, c'eſt la même manœuvre que pour la premiere & deuxieme poſition ; & c'eſt la main droite dont on ſe ſert.

QUATRIEME RÉGION.

L'Enfant préſentant le ſommet de la tête.

D. N'y a-t-il pas des cauſes qui obligent, pour terminer ces eſpeces d'accouchements, d'aller prendre les pieds de l'enfant.

R. Oui ; on en a déja fait mention ;

telles font l'affoibliffement de la mere ; une perte violente, des fyncopes, ou des convulfions, la fortie du cordon ombilical ; &c, enfin, la préfence de plufieurs enfants, fur-tout fi l'un eft fitué de maniere qu'on ait à empêcher que la tête de celui qui fe préfente ne forte ; mais dans tous les cas, il ne faut pas que la tête foit fortie de la matrice ; on ne pourroit, fans un grand danger, la repouffer au-deffus du détroit fupérieur ... On n'a plus que la trifte reffource du forceps.

D. Que faut il faire dans chacune des quatre pofitions, & quelles font-elles ?

R.

PREMIERE POSITION.

Derriere de la tête vers le pubis.

Dans cette pofition qu'on diftingue aux fontanelles & aux futures, la Sage-Femme introduit la main droite dans l'orifice de la matrice ; elle repouffe la tête de l'enfant fur la foffe iliaque droite ; de maniere que le vifage regarde la hanche gauche de la mere.... Son autre main eft pofée au-deffus du nombril, pour empêcher la matrice de reculer.... Elle gliffe les doigts de la main introduite dans la matrice, fur le vifage, la poitrine & le ventre de l'enfant, jufqu'à ce qu'elle ait trouvé les genoux.... Elle le renverſe ſur le ventre, va chercher un pied, & l'amene à l'orifice de la matrice.... Elle remonte ſa main vers l'autre genoux; & la gliſſant juſqu'au pied, elle le ſaiſit, & l'amene de même. Si la tête, retombant ſur le détroit ſupérieur, apportoit obſtacle à cette manœuvre, on la repouſſe encore, & on continue juſqu'à ce qu'on ait dégagé les pieds... On eſt même obligé quelquefois de ſe ſervir d'un lac ou ruban de fil, avec lequel on retient & on tire le pied, tandis que l'autre main éloigne la tête... Les pieds retirés, la Sage-Femme a égard à leur ſituation pour terminer l'accouchement, ſuivant les regles qu'on a données.

DEUXIEME POSITION.

Derriere de la tête vers le ſacrum.

Même manœuvre que pour la premiere poſition de la tête.

TROISIEME ET QUATRIEME POSITION.

Derriere de la tête vers le côté gauche ou droit du baſſin.

Dans la troiſieme poſition, la Sage-Femme doit ſe ſervir de la main gauche;

pour le refte elle manœuvre comme dans la premiere pofition, excepté qu'elle doit pouffer le ventre de la malade vers le côté droit, & même la faire coucher fur ce côté, après avoir tiré les pieds ; il y a encore cette différence, que la Sage-Femme repouffe la tête de l'enfant fur la foffe iliaque gauche, au lieu de la droite.

Dans la quatrieme pofition, on fe fert de la main droite comme dans la premiere ; & c'eft fur la foffe iliaque droite que la Sage-Femme repouffe la tête de l'enfant... Si l'un des pieds étoit engagé entre la jambe & la cuiffe oppofées, il faudroit commencer par celui qui eft libre.

CHAPITRE IV.

CINQUIEME RÉGION.

L'Enfant préfentant la face.

D. A quoi reconnoît-on que l'enfant préfente la face?

R. Au nez, à la bouche, au rebord des orbites... Les préceptes que l'on va donner pour exécuter cette forte d'accouchement, fuppofent toujours les accidents décrits ci deffus, qui empêchent qu'on ne tire l'enfant par la tête, en la ramenant à une position avantageuse; on doit être averti, une fois pour tout, qu'hors ces accidents, & quand l'accouchement peut se terminer autrement avec succès, la maniere la plus courte, est toujours celle que prescrit l'art.

D. Décrivez la manœuvre pour les quatre positions.

R. PREMIERE POSITION.

Le front vers le pubis.

Alors le menton est sur le sacrum... On se sert de la main droite pour porter la tête sur la fosse iliaque droite; de maniere que le visage regarde la hanche gauche de la mere.... On va ensuite prendre les pieds, comme dans la premiere position de la tête.

DEUXIEME POSITION.

Le front vers le sacrum.

Alors, le menton est sur le pubis, la Sage-Femme se servira de la main droite qu'elle introduira dans le vagin.... elle portera la tête sur la fosse iliaque droite... Prendra les pieds, en glissant la main sur la poitrine, sur le ventre &

les genoux de l'enfant, comme il a été dit pour la premiere position de la tête, & terminera l'accouchement, suivant les regles prescrites pour les pieds.

Troisieme et quatrieme Position.

Le front à gauche ou à droite du bassin.

Pour la troisieme position, la Sage-Femme se servira de la main gauche, & portera la tête sur la fosse iliaque gauche : le reste comme pour la troisieme position du sommet de la tête.

Quatrieme position.... On se sert de la main droite, & c'est sur la fosse iliaque droite qu'on pousse la tête de l'enfant.... Le reste comme dans la quatrieme position du sommet de la tête.

CHAPITRE V.

Sixieme Région.

L'enfant présentant la partie antérieure du col.

D. A quoi distingue-t-on quand l'enfant présente le col.

R. Si les eaux ne sont point écoulées, cela n'est pas aisé à reconnoître, sur-tout ſi on ne ſe ſert que d'un ſeul doigt. Il faut donc attendre que les membranes ſoient déchirées pour juger cette ſorte d'accouchement. On introduit pluſieurs doigts dans la matrice, dès qu'elle eſt aſſez relachée. Une tumeur molle ayant le menton d'un côté, & le ſternum de l'autre indique que c'eſt le col qui ſe préſente... Cet accouchement ne doit jamais être abandonné aux forces de la mere, & dans chacune des quatre principales poſitions, il faut aller chercher les pieds.

D. Décrivez les quatre poſitions, & la manœuvre qu'il faut faire pour chacune.

R. PREMIERE POSITION DU COL.

Le menton ſur le pubis.

Comme la premiere poſition de la face... Celle-ci eſt même plus avantageuſe.

DEUXIEME POSITION.

Le menton ſur le ſacrum.

La poitrine eſt ſur le pubis. C'eſt la même manœuvre que pour la deuxieme poſition de la face.

TROISIEME ET QUATRIEME POSITION.

Le menton ſur la hanche gauche ou droite.

Dans la troiſieme poſition, on ſe ſert

de la main gauche. . . .dans la quatrieme de la main droite. . . . Le reſte comme la troiſieme & quatrieme poſition de la face.

CHAPITRE VI.

SEPTIEME RÉGION.

L'enfant préſentant la poitrine.

D. A QUOI diſtingue-t-on que c'eſt la poitrine qui ſe préſente?

R. Il faut attendre l'évacuation des eaux, & la dilatation de la matrice. On reconnoît enſuite la poitrine à une tumeur large ſur laquelle on peut diſtinguer le ſternum & l'intervalle des côtes.

D. Décrivez les quatre poſitions.

R. PREMIERE POSITION.

Le col de l'enfant ſur le pubis.

Le ventre eſt ſur le ſacrum. . . . On introduit la main droite dans la matrice. On repouſſe les cuiſſes; & on porte la tête de l'enfant ſur la foſſe iliaque droite de la mere : on gliſſe la main pour aller chercher les pieds , & on les amene comme il a été dit.

DEUXIEME POSITION.

Col de l'enfant ſur le ſacrum.

On ſe ſert de la main droite; tête de l'enfant repouſſée vers le côté gauche; ventre de la mere repouſſé vers le côté gauche par la main qui eſt à l'extérieur; pieds cherchés & dégagés ſuivant la méthode donnée.

TROISIEME ET QUATRIEME POSITION.

Col de l'enfant, appliqué ſur le côté gauche ou droit du baſſin.

Pour la troiſieme poſition, la Sage-Femme ſe place un peu ſur le côté gauche de la mere. Elle ſe ſert de la main gauche, & termine l'accouchement comme dans la premiere poſition. Pour la quatrieme, elle ſe place vers le côté droit de la mere; ſe ſert de la main droite.... Le reſte comme dans la premiere poſition.

CHAPITRE VII.

HUITIEME RÉGION.

L'enfant préſentant le ventre.

D. A QUOI reconnoît-on cette poſition?

R. Quand les eaux sont écoulées, & que l'orifice de la matrice est bien dilaté, on la reconnoît à sa mollesse, à l'insertion du cordon ombilical, au rebord cartilagineux des côtes, &c. Cet accouchement peut se terminer par les genoux, & en cas d'obstacles, par les pieds.

Premiere Position.

Poitrine de l'enfant sur le pubis.

Les parties génitales sont sur le sacrum de la mere. On porte la main droite ou gauche dans la matrice, jusqu'à ce que l'extrémité des doigts soit appliquée sur la partie antérieure des jambes. On entraîne les genoux; & en appuyant l'autre main sur le ventre, on tâche de diminuer l'obliquité de la matrice en devant, qui est considérable dans cette position. Les genoux étant engagés dans l'orifice de la matrice, on termine l'accouchement comme pour la seconde position des genoux.

Deuxieme Position.

Poitrine sur le sacrum.

Les cuisses sont appuyées contre le basventre de la mere. . Il faut aller chercher les genoux, & parconséquent introduire la main de maniere que ſa partie convexe réponde à la ſymphiſe du pubis, & qu'elle ſoit très renverſée ſur le poignet.

TROISIEME ET QUATRIEME POSITION.

Poitrine appuyée ſur la foſſe iliaque gauche ou droite.

Dans la troiſieme poſition, il faut avancer la main ſur la foſſe iliaque droite, parceque c'eſt-là que ſont les cuiſſes.

Dans la quatrieme poſition au contraire, elles ſont ſur la foſſe iliaque gauche.

Si l'accouchement eût dû ſe terminer par les pieds, on auroit ſuivi poſition pour poſition, ce qui a été dit pour celles de la poitrine.

CHAPITRE VIII.

NEUVIEME RÉGION.

L'enfant préſentant les parties génitales.

D. A QUOI reconnoît-on que l'enfant préſente ces parties.

R. Elles ſont aiſées à diſtinguer par elles-mêmes; & elles ſont encore indiquées par l'intervalle des cuiſſes, & le voiſinage du bas-ventre.

D. Décrivez les quatre positions, & dites ce qu'il faut faire pour chacune.

R. PREMIERE POSITION.

Genoux apliqués sur le sacrum.

DEUXIEME POSITION.

Genoux appliqués sur le pubis.

TROISIEME ET QUATRIEME POSITION.

Genoux appuyés sur le côté droit ou gauche.

On suit ce qui a été décrit pour les quatre positions du bas-ventre . . . . La manœuvre est exactement la même. Elle est plus facile, parceque, d'après la partie présentée, les genoux sont plus rapprochées de l'orifice de la matrice.

CHAPITRE IX.

DIXIEME RÉGION.

L'enfant présentant le derriere du col ou la nuque.

D. A QUOI reconnoît-on cette position?

R. A l'occiput, aux apophises épineuſes des vertebres, & au haut du dos. On voit que cette ſorte d'accouchement ſe rapproche de celle où l'occiput ſe préſente, & qu'on a regardée comme avantageuſe... Auſſi, hors le cas d'accidents & d'obſtacles, l'occiput ſe préſentant, on abandonne l'accouchement aux forces de la mere, comme il a été dit. (Voyez ce qu'on a remarqué pour le ſommet de la tête, page 50). Quand c'eſt la nuque qui ſe préſente, il eſt difficile de ramener l'occiput à une poſition avantageuſe; & on eſt obligé d'aller prendre les pieds.

D. Décrivez la manœuvre pour chaque poſition.

R. PREMIERE POSITION.

L'occiput appuyé ſur le pubis de la mere.

Le dos eſt ſur le ſacrum. La Sage-Femme introduit la main droite dans la matrice, la paſſe ſur le côté du col de l'enfant, & ſur la poitrine. Elle repouſſe le dos de l'enfant ſur la hanche droite; gliſſe les doigts ſur le ventre; prend les genoux, puis les pieds, & les amene à l'orifice de la matrice, comme il a été dit en décrivant la premiere poſition de la face & du ſommet de la tête.

Deuxieme Position.

Occiput appuyé sur le sacrum.

La main droite introduite dans la matrice, on porte la tête de l'enfant sur la fosse iliaque droite. On incline de l'autre main le ventre de la femme sur le côté gauche. On saisit les pieds, & on les amene en dehors comme lorsque l'enfant présente les pieds.

Troisieme et quatrieme Position.

Occiput sur le côté gauche ou droit.

Pour la troisieme, on se sert de la main droite; on dégage les pieds comme dans les deux premieres positions de cette région. Pour la quatrieme, on se sert de la main gauche, & on termine de même.

CHAPITRE X.

Onzieme région.

L'enfant présentant le dos.

D. A quoi reconnoît-on le dos?

R. A l'épine, aux omoplates & aux côtes.

D. Quelles ſont les quatre poſitions?

R. PREMIERE POSITION.

Le derriere du col appuyé ſur le pubis de la mere.

La partie inférieure du dos eſt ſur le ſacrum, & les pieds vers l'orifice de la matrice.

DEUXIEME POSITION.

Le derriere du col ſur le ſacrum.

TROISIEME ET QUATRIEME POSITION.

Le derriere du col ſur le côté gauche ou droit.

Ces quatre poſitions exigent la manœuvre des quatre poſitions du col.

DOUZIEME RÉGION.

L'enfant préſentant les lombes.

D. A quoi reconnoît-on les lombes?

R. A la continuation de l'épine, aux dernieres côtes, aux crêtes des os des iles.

PREMIERE POSITION.

Le dos ſur le pubis de la mere.

SECONDE POSITION.

Le dos ſur le ſacrum.

TROISIEME ET QUATRIEME POSITION.

Le dos ſur la hanche gauche ou droite.

On termine ces quatre positions ainsi que la premiere, la deuxieme, la troisieme & la quatrieme position du derriere du col.

CHAPITRE XI.

Treizieme Région.

L'enfant présentant l'oreille.

D. A quoi reconnoît-on l'oreille ?

R. On trouve sur l'orifice de la matrice une tumeur ronde sur laquelle on distingue l'oreille : sur les côtés, on reconnoît les sutures, la mâchoire inférieure, &c.

D. Est-il indifférent que ce soit l'une ou l'autre oreille ?

R. Non. Cela détermine une position de pieds différente, & exige qu'on se serve d'une main différente. Il y a quatre positions.

Premiere Position.

Oreille droite.	*Oreille gauche.*
Le sommet de la tête sur le pubis, & la face vers le côté gauche de de la mere.	Le sommet de la tête vers le pubis, & la face vers le côté droit de la mere.
On se sert de la main droite	*On se sert de la main gauche.*

On suit la partie antérieure, & un peu

latérale du corps de l'enfant, pour aller chercher les pieds, & les amener dans le vagin. On peut observer que dans les quatre positions de cette région, hors le cas d'accidents, on peut déterminer le vertex à passer le premier, & abandonner l'accouchement aux forces de la mere.

DEUXIEME POSITION.

Oreille droite.	*Oreille gauche.*
Le vertex sur le sacrum, & la face vers le côté droit de la mere.	Le vertex sur le sacrum, & la face vers le côté gauche de la mere.
On fait usage de la main gauche.	*On fait usage de la main droite.*

On pousse la tête sur la fosse iliaque, & on avance la main sur la poitrine de l'enfant, sur le ventre, & jusqu'à ce qu'elle trouve les pieds. On sera posté avantageusement en se plaçant sur le côté gauche de la femme dont on doit pousser le ventre du côté droit, en appliquant dessus la main qui ne manœuvre pas.

TROISIEME POSITION.

Oreille droite.	*Oreille gauche.*
Le sommet de la tête est sur le côté gauche de la mere, & la face vers le sacrum.	Le sommet de la tête est vers le côté droit, & la face vers le pubis.
On emploie la main droite.	*On emploie la main gauche.*

On avance la main droite entre le visage de l'enfant & le sacrum.... on la glisse ensuite sur la poitrine & le ventre, pour aller prendre les pieds; le reste à l'ordinaire.

Quatrieme Position.

Oreille droite.	*Oreille gauche.*
Le sommet de la tête est vers le côté droit, & la face vers le pubis.	Le sommet de la tête est vers le côté droit, & la face vers le sacrum.
On emploie la main droite.	*On emploie la main gauche.*

On introduit la main droite entre le pubis de la mere & le visage de l'enfant. On la glisse sur la poitrine & le bas ventre de l'enfant, pour aller prendre les pieds, & les amener après avoir repoussé la tête avec le talon de la main. On achevera l'accouchement comme il a été dit. On se placera vers le côté droit de l'accouchée.

CHAPITRE XII.

Quatorzieme Région.

L'enfant présentant le côté du col.

D. A quoi reconnoît-on le côté du col?

R. A l'oreille & à l'épaule, qui se trouvent d'un côté & d'autre.

D. Décrivez les quatre positions.

PREMIERE POSITION.

L'oreille droite appuyée sur le pubis.

On voit que le moignon de l'épaule doit être sur le sacrum, & que le visage regarde la hanche gauche.... On termine l'accouchement en se servant de la main droite comme pour la premiere position de l'oreille.

DEUXIEME POSITION.

Oreille droite appuyée sur le sacrum.

On se sert de la main gauche, & on manœuvre comme pour la premiere position de l'oreille.

TROISIEME ET QUATRIEME POSITION.

L'oreille appuyée sur le côté gauche ou droit du bassin.

Dans l'une & dans l'autre, on se sert de la main droite, & on termine l'accouchement comme dans la troisieme & quatrieme position de l'oreille.

CHAPITRE XIII.

QUINZIEME RÉGION.

L'enfant présentant le moignon de l'épaule droite.

D. A QUOI reconnoît-on cette région?

R. Au bras, à la main, aux côtes & à l'omoplate.

D. Quelles ſont les quatre poſitions?

R. PREMIERE POSITION.

Le col de l'enfant eſt appuyé ſur le pubis, & la poitrine vers le côté gauche.

La hanche alors eſt ſur le ſacrum: le ventre de l'enfant regarde la hanche gauche de la mere. . . . On introduit la main droite dans la matrice: on l'avance ſur la poitrine & le bas-ventre, pour aller prendre les pieds comme dans les autres poſitions.

DEUXIEME POSITION.

Le col de l'enfant eſt appuyé ſur le ſacrum, & la poitrine vers le côté droit.

La Sage-Femme, placée ſur le côté gauche de l'accouchée, introduit la main gauche dans la matrice; la gliſſe ſur la poitrine & le ventre de l'enfant pour aller prendre les pieds. Son autre main, appliquée ſur le ventre de la mere, le repouſſe du côté droit.

TROISIEME ET QUATRIEME POSITION.

Le col eſt appuyé ſur le côté gauche ou droit du baſſin.

Dans l'un & l'autre cas, la Sage Femme ſe ſervira de la main droite. Elle la paſſera pour la troiſieme poſition, entre le ſacrum de la mere, & la poitrine de l'enfant. Pour la quatrieme, elle la paſſera entre le pubis de la mere, & la poitrine de l'enfant. Elle obſervera de ſe placer un peu ſur le côté droit de la mere.... Elle dégagera les pieds comme on l'a dit pour l'oreille.

CHAPITRE XIV.

SEIZIEME RÉGION.

L'enfant préſentant la main.

D. PEUT-ON déterminer l'accouchement par cette partie ?

R. Jamais; parceque le tronc d'un côté, & la tête de l'autre, offrent une étendue abſolument diſproportionnée à l'orifice de la matrice.

D. Que faut-il donc faire dans ce cas ?

R. Aller chercher les pieds de l'enfant. Si l'orifice de la matrice n'eſt reſſerré que parce que les douleurs ne ſont point avancées, on attend qu'il ſe dilate; mais ſouvent il n'eſt étroit & dur que parce qu'il y a irritation & inflammation.... Alors il faut avoir recours à la ſaignée, même répétée, ſi les forces de la malade le permettent. On doit éviter de toucher trop ſouvent la matrice. Nous défendons toute amputation, inciſion, &c. du bras ſorti, comme meurtrieres. Il n'y a de reſſources que la patience & les moyens relâchants : quand la matrice ſe diſtend, & que la Sage-Femme peut y introduire la main, elle va chercher les pieds ..... Lorſqu'elle les tire, ou le bras ſorti s'applique ſur le tronc, ou le tronc remontant, le détermine à remonter avec lui.... il redeſcend enſuite comme dans tous les accouchements exécutés par les pieds, à moins que le coude ne s'accroche ſur quelque point du baſſin. Dans ce cas, la Sage-Femme avance pluſieurs doigts dans le vagin, pour aller chercher la main. Si on forçoit ſans cette précaution, on s'exposeroit à caſſer le bras arrêté.

CHAPITRE XV.

DIX-SEPTIEME RÉGION.

L'enfant préſentant la hanche droite.

D. A QUOI reconnoît-on cette région ?

R. A la crête de l'os des iles, & aux cuiſſes.

D. Quelles ſont les quatre poſitions ?

R. PREMIERE POSITION.

Les feſſes de l'enfant ſur le ſacrum de la mere.

L'épaule eſt ſur le pubis. Le ventre

de l'enfant regarde la hanche gauche. La Sage-Femme introduit ſa main dans la matrice.... Elle ſaiſit les pieds de l'enfant, qui ſont ſur ſon ventre ou ſur ſes feſſes, obſervant d'appuyer ſon autre main ſur le ventre de la femme?

Deuxieme Position.

Les feſſes vers le pubis de la mere.

La Sage-Femme introduit ſa main gauche dans la matrice, & cherche les pieds appliqués ſur le ventre de l'enfant..... Si elle ne les y trouve pas, elle porte cette main gauche ſur les feſſes de l'enfant où elle trouve les pieds: elle les ſaiſit & les amene au dehors

Troisieme et quatrieme Position.

Les feſſes de l'enfant ſont appuyées ſur le côté droit ou gauche du baſſin.

Dans l'une & l'autre poſition, on ſe ſert de la main droite : pour la troiſieme poſition, la Sage-Femme l'introduit entre le ſacrum de la mere, & le ventre de l'enfant : elle ſaiſit les pieds & les amene au dehors. Si elle ne les rencontre pas, elle prend les genoux, & termine l'accouchement relativement à leur poſition. (Voyez ce qu'on a dit pour les genoux).

Pour la quatrieme, la Sage-Femme introduit ſa main entre le ſacrum de la mere, & les lombes de l'enfant. Si elle trouve les pieds, elle les ſaiſit. . . . ſi elle ne les trouve pas, elle avance la main ſur le ventre de l'enfant où elle les rencontre & les amene au dehors.

18e Région.	L'enfant préſentant	L'oreille gauche.
19e Région.		Le côté gauche du col.
20e Région.		Le moignon de l'épaule gauche.
21e Région.		La hanche gauche.

D. Pourquoi fait-on une claſſe à part de ces régions latérales, qui n'ont de différence avec leurs correſpondantes dont on a parlé, que par ce qu'elles ſont ſituées à gauche ?

R. C'eſt que, comme on l'a déja obſervé, cette ſituation à gauche exige une manœuvre un peu différente. . . . . Il faut, par exemple, que la Sage-Femme ſe ſerve de ſa main gauche, lorſqu'elle faiſoit uſage de la droite. Cette différence eſt la principale. . . . On ſuit pour le reſte ce qui a été dit des mêmes parties latérales ſituées à droite.

QUATRIEME

QUATRIEME PARTIE.

CHAPITRE PREMIER.

Accouchements qui ne peuvent être terminés que par le ſecours des inſtruments.

D. Quels ſont ces accouchements?

R. Ce ſont ceux où la tête de l'enfant eſt *enclavée*, c'eſt-à-dire tellement arrêtée, que ni les douleurs les plus fortes ne peuvent la faire ſortir, ni la main de la Sage-Femme la repouſſer.... Alors les parties de la mere ſont gonflées.... Elle ne peut rendre les urines.... Le col de la veſſie & le rectum ſont promptement gangrenés, & la mere & l'enfant courent de grands dangers.... Une Sage Femme prudente appellera un Chirurgien.

D. Quelles ſont les cauſes de l'enclavement?

R. 1°. La groſſeur diſproportionnée de la tête & du tronc, ſoit naturelle, ſoit par hydropiſie, ou l'*étroiteſſe* du baſſin: 2°. l'union de deux enfants, ou la tête double d'un ſeul: 3°. la tête demeurée ſeule dans la matrice: 4°. un enfant paſſé dans le bas-ventre, parceque la matrice eſt déchirée : 5°. une conception extra-utérine, c'eſt-à-dire dans le bas-ventre, dans l'ovaire ou dans la trompe de Fallope : 6°. quelque maladie des parties molles de la génération.

D. Que doit-on faire quand la tête eſt trop groſſe ?

R. L'accouchement eſt impoſſible, & on riſque de la décoller en tirant l'enfant par les pieds.... Il faut alors appeller un Chirurgien. Il jugera ſi la tête eſt trop groſſe par elle-même, par état de maladie (par exemple ſi elle eſt hydrocéphale) ou ſeulement relativement au baſſin. Il tâchera de découvrir ſi l'enfant eſt vivant ou mort; & il ſe décidera ſuivant les circonſtances.

D. A quel ſigne reconnoît-on ces différents états; & que doit-on faire quand ils ont lieu ?

R. Quand c'eſt par elle même que la tête eſt trop volumineuſe, ordinairement les os ſont ſolides & réſiſtants, les ſutures ſont étroites..., ſi l'enfant eſt vivant, il n'y a que l'opération céſarienne, s'il eſt mort on ouvre le crâne & on évuide le cerveau..; mais comme il y a danger éminent de mort pour la mere dans la premiere opération, & mort certaine pour l'enfant dans l'autre, il ne faut ſe déterminer qu'après l'état de l'enfant bien reconnu... malheureuſement cet état est difficile à reconnoître : l'absence des pulsations des arteres ombilicales, la froideur du cordon & la putréfaction universelle de l'enfant, sont les signes les moins équivoques de sa mort, mais il faut que le cordon soit sorti.

2°. On dit qu'un enfant est hydrocéphale, quand beaucoup d'eau contenue dans le cerveau rend la tête plus volumineuse relativement au bassin.

D. L'enclavement ne peut il pas avoir lieu parceque la tête de l'enfant s'est présentée dans une mauvaise situation ?

R. Oui. Si la tête présente son plus grand diametre au plus petit diametre du bassin, il y a encore enclavement : celui-là est dû à l'obliquité de la matrice... : on le reconnoît en touchant la femme, parcequ'alors la fontanelle antérieure est à-peu-près sur le centre du détroit inférieur... Au commencement du travail on peut remédier à cet inconvénient, en faisant coucher la femme du côté opposé à celui où se trouvent & l'occiput de l'enfant, & l'inclinaison de la matrice. Si on n'arrive point à temps, il faut changer la situation de la tête avec la main, & quand ce moyen ne réussit pas se servir du *forceps*.

D. Que faut-il faire quand l'enfant a deux têtes, & à quoi le reconnoit-on ?

R. On ne peut guere le reconnoître

qu'en portant la main dans la matrice... Si les deux têtes prises ensemble sont trop grosses pour passer, & que l'enfant soit mort, il faut les séparer dans la matrice, & amener l'enfant par les pieds.. On fait la même chose si deux enfants ne sont unis que dans une petite étendue quand même ils seroient vivants...; mais si l'union est plus étendue, & qu'il y ait des parties communes, telles que la colonne vertébrale, & que les enfants jouissent de la vie, nous laissons aux grands Maîtres à décider s'il faut préférer l'opération Césarienne qui expose la mere à une mort presque certaine, ou la section du fœtus double qui le tue certainement.

D. A quoi reconnoit-on que l'enfant est hydropique de la poitrine ou du bas ventre, & que faut-il faire quand l'hydropisie donne au tronc un trop gros volume relatif?

R. Quand la tête se présente la premiere & qu'elle n'est point sortie, l'hydropisie du ventre & de la poitrine est difficile à reconnoître, parceque la tête étant engagée, ne permet pas de passage à la main. Mais lorsque les pieds viennent les premiers, on peut s'assurer de l'hydropisie en touchant le ventre ou la poitrine, qui dans ce cas sont plus spacieux & plus flasques.. Il n'y a pas d'autre moyen pour faire réussir l'accouchement, que d'ouvrir ces cavités pour en épancher les eaux.

D. Que faut-il faire quand la tête, séparée du tronc, est restée dans la matrice, & quelle peut être la cause de cet accident ?

R. La séparation de la tête peut être causée ou par son volume excessif, ou par la putréfaction de l'enfant, ou par la mauvaise manœuvre de l'Accoucheur..., il ne faut jamais abandonner sa sortie aux forces de la mere..., si elle est petite, on va la chercher avec la main..., si elle est trop grosse, on évuide le crâne.

D. Que faudroit-il faire si c'étoit le tronc qui fut resté dans la matrice?

R. Si le tronc n'est pas trop engagé, on va prendre les pieds ou les mains de l'enfant. Si les épaules sont avancées, on se sert de lacs sous les aisselles, ou de crochets après avoir évacué les eaux qui sont dans les cavités s'il y en a.

D. Que faut-il faire quand l'enfant est dans le bas ventre, soit par l'effet d'une conception extra-utérine, soit parceque la matrice étant rompue, il en est sorti par la déchirure ?

R. Il n'y a pas d'autre moyen que d'inciser les muscles abdominaux, & de retirer l'enfant & ses dépendances.

D. Quelles sont les maladies des parties molles de la génération qui obligent à recourir aux instruments dans l'accouchement ?

R. Ce sont des tumeurs ou inflammatoires abcedées, ou croniques ayant siége aux parties qui doivent livrer passage... L'adhérence des grandes levres..., la dureté de l'hymen..., des brides, des callosités au vagin..., l'obturation de la matrice, &c. Dans tous ces cas il faut appliquer les instruments à ces parties.

CHAPITRE II.

Enfant mort. Avortement... Mole. Obliquité de la matrice. Jumeaux. Accouchement de la femme morte.

D. QUAND un enfant meurt dans le sein de la mere, cet accident est-il suivi de quelque indication ?

R. Oui. La mere ne sent plus de mouvement..., seulement lorsqu'elle se couche sur l'un ou l'autre côté, elle sent comme la chûte d'une masse..., ses mammelles se gonflent, deviennent flasques..., son ventre ne grossit plus..., quand les membranes sont déchirées, le travail tarde peu..., elle rend des eaux noires & putrides.. Si l'enfant se présente dans une bonne position, & qu'il n'y ait point d'accidents, on abandonne l'accouchement aux forces de la mere. En tout autre cas on va chercher les pieds, & on les tire avec précaution pour ne point séparer la tête.

D. Qu'est-ce que l'avortement ?

R. En général c'est l'accouchement avant terme, on le désigne plus communément sous le nom de *fausse couche*, & il conserve ce nom quand l'accouchement a lieu avant le septieme mois : après ce terme ; & avant le neuvieme, on l'appelle accouchement prématuré.

D. Quelles sont les causes de cette espece d'accouchement ?

R. Elles sont multipliées ; telle est la présence de quelque corps étranger, dans les reins, dans les ureteres, dans la vessie, &c, la plétore ou l'inanition..., les maladies aiguës ou croniques..., les chûtes, les efforts, les passions vives..., toutes ces causes donnent lieu à un faux travail. De-là l'accouchement, si on n'a pu le calmer..., c'est la connoissance de la cause qui l'a occasionné qui doit déterminer le remede.

Qu'est-ce que la mole ?

R. C'est un corps rougeâtre plus ou moins solide, quelquefois *vésiculaire*, qui n'a point d'adhérence intime avec la matrice. En se décollant il donne lieu à une perte... : on croit communément que c'est le résultat d'une conception dégénérée, ou mauvaise dans son principe... On ne peut distinguer la mole du vrai fœtus qu'en introduisant la main dans la matrice..., s'il y a perte considérable & qu'on craigne l'épuisement, on cherche à favoriser la sortie de la mole & à l'amener au dehors.

D. Qu'est-ce que l'obliquité de la matrice ?

R. On dit que la matrice est oblique quand son axe croise celui du bassin. Il paroît que la vraie cause de l'obliquité latérale dépend de la situation & de la plénitude *du rectum*, ainsi que de la situation que prennent les intestins grêles quand la grossesse est plus avancée... L'obliquité en devant vient de la saillie de la colonne lombaire, de l'avance de la partie supérieure du sacrum, & du relâchement des muscles abdominaux..., on remédie à l'obliquité latérale en faisant coucher la femme sur le côté opposé.

D. Peut-on reconnoître quand il y a plusieurs enfants dans la matrice ?

R. Ordinairement le ventre est plus gros, on y trouve une dépression longitudinale, & la femme enceinte ressent des mouvements plus violents. Ces moyens indicatoires ne peuvent guere avoir lieu dans les cinq ou six premiers mois de la grossesse, ils sont même équivoques après ce terme. Dans l'accouchement le toucher donne un moyen plus sûr de découvrir s'il y a plusieurs enfants. Si la tête est petite qu'il y ait peu d'eau, & que le ventre soit très gros, on peut conjecturer qu'il y en a plus d'un, quand même on ne sentiroit qu'une tête à l'orifice de la matrice. On doit encore en supposer plusieurs quand le ventre ne désenfle pas lorsque le premier est sorti.

D. Que faut-il faire quand il se présente plusieurs enfants ?

R. La Sage Femme doit bien étudier leur situation, afin qu'en voulant extraire l'un, elle ne nuise pas à l'autre..., quelquefois ces enfants ont des enveloppes particulieres, quelquefois elles sont communes, & quelquefois enfin, les unes sont communes & les autres particulieres. S'il n'y a pas d'accidents, & que l'enfant se présente avantageusement par la tête, elle peut abandonner l'accouchement aux forces de la mere... Dans tout autre cas il faut qu'elle aille chercher les pieds, & elle doit bien distinguer ceux qui appartiennent au même enfant, ce qu'elle fera en suivant le pied qu'elle tient, jusqu'à l'enfourchure des cuisses, & en descendant le long de l'autre cuisse... Si la tête de l'autre enfant fait obstacle, elle la repoussera ; elle en fera de même pour le tronc, & lorsqu'elle aura extrait le premier, elle ira chercher le second en suivant toujours les mêmes regles.

D. Que faut-il faire quand la femme enceinte est morte ;

R. Si elle meurt en couche, & que l'orifice de la matrice soit assez dilaté, la Sage-Femme terminera l'accouchement suivant les regles prescrites pour les accouchements ordinaires.

Si la femme meurt à la suite d'une maladie aiguë, ou quand le travail n'est pas assez avancé pour avoir dilaté l'orifice de la matrice, la Sage-Femme prendra un rasoir, ouvrira les muscles abdominaux & la matrice même, en prenant garde de blesser l'enfant, & le retirera par les pieds. Elle doit toujours lui faire donner le baptême avant d'en faire l'extraction.

CINQUIEME PARTIE.

Des maladies des femmes relatives à la grossesse.

D. QUELLES sont les maladies des femmes enceintes ?

R. Ce sont les nausées, les vomissements..., la plétore, la constipation.., les maux de dents, les tintements d'oreille, le crachement de sang.., le dévoiement, le dégoût, les palpitations, les hémorroïdes, les crampes, l'œdeme ou gonflement des jambes.

D. Quelles ſont les maladies des femmes accouchées ?

R. Ce ſont les lochies rouges & blanches, leur ſuppreſſion, la fievre de lait, le gonflement des mammelles, les dépôts de lait, la déchirure du périnée ou des grandes levres, la contuſion de ces parties ou du canal de l'uretre, la difficulté d'uriner, les douleurs dans les parties latérales du ventre, la diarrhée, les hémorroïdes, une perte, une hernie, l'œdeme, la chûte de fondement, la ſuffocation de matrice, les vapeurs, &c. &c. &c.

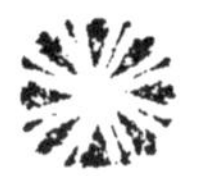

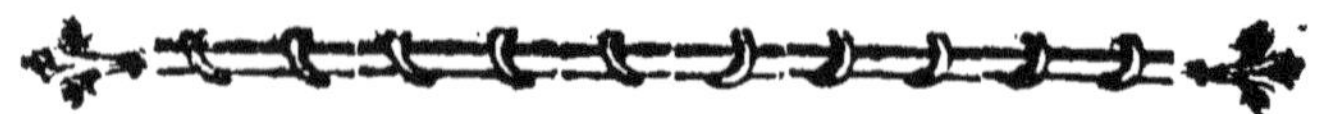

AVIS ET PRÉCEPTES SUR DIVERS OBJETS DE L'ART DES ACCOUCHEMENTS.

On a traité ici de plusieurs especes d'accouchements très rares. Ces accouchements peuvent se présenter, il faut donc les connoître. D'ailleurs, pour savoir, même peu, il faut étudier beaucoup de choses, ou bien il ne reste rien dans la mémoire.

Comme les Sages-Femmes de la campagne sont souvent consultées sur la saignée à faire aux femmes enceintes, il est nécessaire qu'elles aient quelques principes sur un point si important.

1°. Il ne faut pas faire saigner une femme enceinte ni à quatre mois & demi, ni au septieme mois ; en aucun temps de la grossesse, à moins que la saignée ne soit indiquée.

2°. La saignée est indiquée, c'est-à-dire qu'elle sera utile, lorsque la femme étant très sanguine, ce que l'on connoît par les regles abondantes auxquelles elle est sujette lorsqu'elle est hors le temps de la grossesse, elle a des étourdissements, des étouffements, des douleurs de tête ou de dos, des pesanteurs de tête avec des saignements de nez ; qu'elle a un goût de sang dans la bouche ; ... qu'il y a un écoulement de sang par la vulve, & péril d'un avortement; .... alors il est prudent de saigner la femme enceinte.

3°. On fait la saignée en deux fois ; c'est-à-dire qu'après avoir tiré une palette ou une palette & demie de sang, on suspend pour quelques minutes l'évacuation sanguine, pour laisser ensuite couler le sang, jusqu'à ce que la saignée soit suffisante & proportionnée aux forces de la femme.

Avec ces précautions, on évite la syncope ou pamoison ; ce qui deviendroit dangereux pour le fœtus, & pourroit le faire périr.

4°. La saignée est nuisible à la femme enceinte, lorsque, pendant ses regles, elle perd peu de sang ; qu'elle est ordinairement pâle, décolorée, bouffie, jaune, & qu'elle mange peu, ou qu'elle vomit les aliments qu'elle prend. Si elle a du dévoiement, ou qu'elle y ait été sujette peu de temps avant sa grossesse ; ..... mais s'il y a des douleurs de reins & de tête, & autres graves accidents, il faudroit saigner, quoiqu'il y ait de la pâleur sur le visage. La saignée détruiroit l'irritation qui cause ces douleurs, & qui pourroit causer la fausse couche...

5°. Il y a des bouffissures qui exigent la saignée, alors il faut prendre l'avis des gens de l'art, lorsqu'on en a la facilité. Il est important de consulter, dans le doute, si telle bouffissure, de telle ou telle partie du corps, est dangereuse ou non....

6°. Les précautions à prendre avant & après la saignée, sont 1°. de donner un lavement d'eau tiede à la femme enceinte la veille du jour qu'elle doit être saignée. 2°. Il faut la saigner le matin à jeûn & dans son lit, où elle restera ensuite pendant deux ou trois heures... 3°. Qu'elle ne travaille point ce jour là, & pendant plusieurs autres jours, s'il y a eu menace de fausse couche.... 4°. Qu'elle se tienne tranquille, d'esprit & de corps, tandis que le danger existe.

7°. Lorsqu'une femme enceinte est en danger de faire une fausse couche, il faut aussi-tôt consulter, s'il est possible, les personnes de l'art, ... la mettre au lit, la faire saigner; qu'elle boive de la ptisane faite avec un peu de réglisse ou de chiendent, ou simplement de l'eau panée, légere; mais que ses boissons, même le bouillon, soient froides. Elle doit éviter de prendre du mouvement, se tenir tranquille, ne pas user de vin pur, ni d'aucune liqueur chaude ou ſpiritueuſe ; ne vivre, enfin, que de bouillon léger & de pain pendant le danger de l'avortement.

8°. Les femmes qui ſont ſujettes aux fauſſes couches doivent, dès qu'elles ſe croient enceintes, s'abſtenir de coucher avec leurs maris, &c...

9°. Quand aux purgations, l'exercice, la ſobriété & la frugalité des femmes enceintes de la campagne les en diſpenſe communément. Les purgatifs amers, tels que la rubarbe, &c. ſont les plus ſalutaires, lorſque le beſoin eſt jugé tel par des Miniſtres de ſanté.

10°. Il faut retourner l'enfant toutes les fois qu'il ne préſente pas la tête ou les pieds, & lors même qu'il ne préſente pas bien ſa tête.

11°. Quand il préſente le derriere, il eſt à propos de le tirer par les pieds, parce-qu'alors la face eſt communément en devant.

12°. Les convulſions de la mere, les pertes de ſang, &c, exigent qu'on ſe hâte de l'accoucher.

13°. On ne peut plus retourner l'enfant lorſque ſa tête eſt tombée dans le vagin, ou qu'elle eſt enclavée.

14°. C'eſt entre l'intervalle de deux douleurs qu'il faut introduire la main bien graiſſée, pour aller chercher & retourner l'enfant mal ſitué.

15°. Il faut attendre que l'orifice de la matrice soit assez dilaté, assez raccourci, suffisamment mollet pour y porter la main sans trop de violence, & sans risquer de blesser aucunement.

16°. On cessera de travailler lorsque les douleurs se renouvelleront, & pendant le temps des convulsions, pour recommencer ensuite le travail quand les douleurs & les convulsions sont passées.

17°. Il faut toucher rarement dans le commencement d'un vrai travail ou dernieres douleurs, très modérément quand il avance, peu ou point du tout sur la fin, sur-tout quand tout va bien.

18°. Il ne faut point fatiguer la femme en couches ; être soi-même bien persuadé que c'est la nature qui fait l'accouchement, & qu'on ne peut point l'avancer ni le retarder; qu'ainsi il faut ordinairement, & presque toujours, se tenir tranquille, & laisser agir doucement la nature, en donnant tout le temps nécessaire à l'accouchement de se faire.

19°. Les roties au vin, les ratafias, les liqueurs spiritueuses sont pernicieuses à la femme en couches & accouchée...

20°. Quand le placenta n'est pas sorti, il vaut mieux en faire l'extraction par l'opération de la main, que d'en exciter la sortie par des boissons chaudes ou des remedes, qui sont aussi inutiles que meurtriers.... S'il y a de la pourriture, on procure alors la sortie de ce placenta, par le moyen des injections acqueuses & tiedes faites dans la cavité de la matrice, avec le secours d'une seringue, & répétées très souvent.

20°. L'on sait qu'un enfant est vivant lorsqu'en touchant le cordon ombilical l'on y sent le battement des arteres; mais il faut bien observer si ce battement n'est pas celui des artérioles du bout des doigts qui touchent le cordon.

21°. Quand une femme en couche a été ou est sujette à quelque hernie ou descente avant ou pendant sa grossesse, il faut, pendant le travail, à chaque douleur faire une compression mollette avec la main sur l'endroit de la hernie.... Si la hernie existe, la faire réduire par quelqu'homme de l'art.

22°. L'aîné des jumeaux est celui qui se présente le premier, en total ou en partie, même par le bout du doigt ou du pied.... Pour ne pas le confondre avec l'autre, il faut lui attacher un fil à la partie qu'il présente; afin que si on est obligé d'aller chercher les pieds de l'un ou l'autre, on sache toujours qu'elle est celui qui s'est présenté le premier.... Celui là est laîné, puisqu'on compte l'âge d'un enfant du jour de ſa naiſſance; c'eſt-à-dire de l'inſtant qu'il a paru, non de celui de ſa conception qu'il eſt impoſſible de fixer.

FIN.

ERRATA.

On prie le Lecteur de corriger à la main les fautes que l'on va marquer, & qui ſont les plus eſſentielles.

PAGE 13, ligne 23, l'orifice de la matrice eſt ouvert pour, *liſez* l'orifice de la matrice eſt *aſſez* ouvert pour.

Page 15, ligne 8, le nuque, *liſez* la nuque.

Page 25, lign. 23 & 24, elle doit auſſi paſſer le corſus, *liſez* elle doit auſſi paſſer le cordon en deſſus.

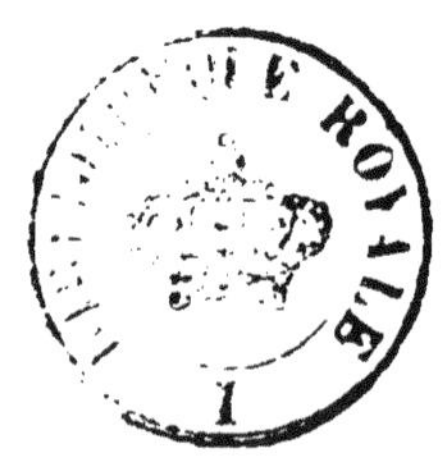

EXTRAIT des Registres de l'Académie Royale des Sciences, du 21 Janvier, 1775.

Nous avons examiné, par ordre de l'Académie, un Ouvrage qui lui a été présenté par M. Dufot, Docteur en Médecine, pensionné du Roi, & de la Ville de Soissons, & Professeur de l'Art des Accouchements.

Cet Ouvrage a pour titre, *Catéchisme sur l'Art des Accouchements*, avec cet Epigraphe;

> *On ne sauroit rendre la langue de chaque science trop simple, & , pour ainsi dire, trop populaire*, Dict. Encyclop. au mot Eléments, T. V, pag. 494.

L'Auteur a pour objet, en publiant cet Ouvrage, de mettre l'Art des Accouchements à la portée des Sages-Femmes. Consacré depuis long-temps à l'instruction de celles qui habitent la Généralité de Soissons, il prend le parti de faire imprimer les Leçons qu'il leur à déja faites plusieurs fois.

L'Auteur traite d'abord, dans cet Ouvrage, des Connoissances qui sont nécessaires à un Accoucheur, & l'on sait qu'il en faut beaucoup pour pratiquer cet Art.

M. Dufot donne ensuite une description Anatomique, succinte & courte, mais suffisante pour son objet, des parties de la génération de la femme; & ce travail l'a mené nécessairement à la description des os du bassin, dans lequel les parties internes de la génération de la femme sont contenues. L'Auteur décrit aussi les parties externes, & donne une description Anatomique du fœtus & de l'arriere-faix, &c.

Il étoit nécessaire qu'il traitât de ces deux objets avant de s'occuper de l'Art des Accouchements.

Il entre ensuite en matiere, & il commence par décrire l'Accouchement naturel ; c'est celui qui se termine par les seules forces de la nature ; & l'Auteur indique les points de doctrine généraux qu'il faut qu'une Sage-Femme connoisse, comme la maniere de situer la femme en travail, la méthode de lier le cordon ombilical, d'emmailloter l'enfant ; & c'est dans ce chapitre que M. DUFOT insiste beaucoup sur les secours qu'il faut donner à la femme qui vient d'accoucher, & ce n'est pas-là un des articles des moins essentiels de son Ouvrage. L'Auteur s'accupe ensuite des Accouchements qui ne pourroient se terminer heureusement sans le secours de la main de l'Accoucheur.

Il traite après des Accouchements laborieux qui exigent le secours des instruments.

Cet Ouvrage, qui est simple, est aussi très méthodique, & l'Auteur n'a rien négligé pour se faire entendre des personnes en faveur desquelles il a composé son livre.

Quant aux préceptes qui y sont répandus, l'Auteur les a puisés tantôt dans les meilleurs livres que nous avons sur l'Art des Accouchements, & tantôt dans sa propre pratique.

C'est d'après ces considérations que nous croyons que l'Académie peut donner son approbation au *Catéchisme sur l'Art des Accouchements*, que M. DUFOT lui a présenté, *Signé*, TENON & PORTAL D. M.

Je certifie l'extrait ci-dessus conforme à son original, & au jugement de l'Académie, à Paris, le 24 Janvier 1775. *Signé*, GRANDJEAN DEFOUCHY, Secrétaire Perpétuel de l'Académie Royale des Sciences.

Rapport de MM. les Commissaires de la Faculté de Médecine de Paris.

NOUS avons examiné, par l'ordre de la Faculté, un Manuscrit, ayant pour titre, *Catéchisme de l'Art des Accouchements*, par M. DUFOT, Médecin pensionné de la ville de Soissons, & Professeur de l'Art des Accouchements, &c. Tout ce qui peut caractériser un bon ouvrage se trouve réuni dans celui-ci ; le style en est clair, concis, simple, & proportionné à la portée des personnes à l'instruction desquelles l'Ouvrage est destiné ; les objets y sont présentés avec ordre, méthodiquement disposés, suffisamment développés ; &, ce qui vaut mieux encore, la doctrine enseignée est saine, & porte sur les meilleurs principes ; ce qui nous fait penser que cet Ouvrage est très digne de l'approbation de la Faculté : à Paris, ce 4 Mars 1775. *Signés*, M. A. PETIT, D. M. P. BERTRAND. VACHER DE LA FEUTRYE. C. A. GOUBELLY, D. M. P. ALPHONSE LE ROY.

Décret de la Faculté de Médecine de Paris.

LE mardi sept Mars mil sept cens soixante & quinze, la Faculté de Médecine ayant entendu le rapport de MM. A. PETIT, BERTRAND, LE VACHER DE LA FEUTRIE, GOUBELLY & LE ROY, qu'elle avoit nommés pour examiner un Ouvrage, qui a pour titre, *Catéchisme sur l'Art des Accouchements*, par M. DUFOT, Médecin

Pensionnaire du Roi & de la ville de Soissons, &c, &c, a unanimement adopté le jugement de MM. les Commissaires, en applaudissant au zele d'un Médecin, dont l'objet est la conservation des meres & des enfants, en procurant aux Chirurgiens & aux Matrones de la campagne, les vrais moyens d'administrer aux femmes enceintes & en couches les secours dont elles ont besoin. J. L. ALLEAUMES, *Doyen.*

APPROBATION du Censeur Royal.

J'AI lu, par ordre de Monseigneur le Garde des Sceaux, un Ouvrage manuscrit, intitulé, *Catéchisme de l'Art des Accouchements à l'usage des gens de la campagne*, &c, par M. DUFOT, Médecin Pensionnaire de la ville de Soissons, &c, & je crois que c'est entrer dans les vues du Gouvernement, & rendre un service essentiel à l'humanité que de permettre l'impression d'un Ouvrage aussi précis, aussi méthodique que celui-ci, & fait pour instruire les Sages-Femmes, & prévenir les malheurs qui résultent trop fréquemment du défaut d'instruction dans les campagnes. A Paris, ce 6 Février 1775.

Signé, GARDANE.

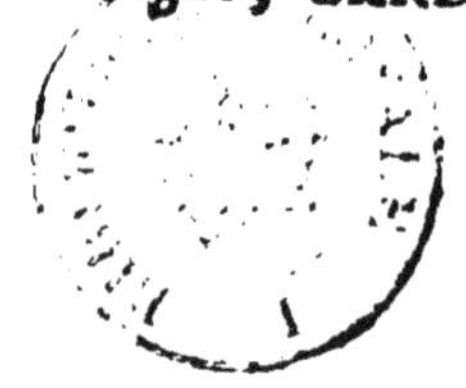

www.ingramcontent.com/pod-product-compliance
Ingram Content Group UK Ltd.
Pitfield, Milton Keynes, MK11 3LW, UK
UKHW021310190726
13839UKWH00007B/578

9 782329 475875